中医非物质文化遗产临床经典读本

第二辑

全生指迷方

宋·王贶◎著

丁侃◎校注

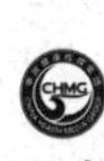

中国健康传媒集团
中国医药科技出版社

图书在版编目（CIP）数据

全生指迷方 /（宋）王贶著；丁侃校注 .— 北京：中国医药科技出版社，2020.7

（中医非物质文化遗产临床经典读本 . 第二辑）

ISBN 978-7-5214-1639-8

Ⅰ . ①全… Ⅱ . ①王… ②丁… Ⅲ . ①方书—中国—宋代 Ⅳ . ① R289.344

中国版本图书馆 CIP 数据核字（2020）第 034588 号

美术编辑 陈君杞

版式设计 也 在

出版 **中国健康传媒集团** | 中国医药科技出版社

地址 北京市海淀区文慧园北路甲 22 号

邮编 100082

电话 发行：010－62227427 邮购：010－62236938

网址 www.cmstp.com

规格 880 × 1230mm 1/32

印张 2 1/2

字数 45 千字

版次 2020 年 7 月第 1 版

印次 2020 年 7 月第 1 次印刷

印刷 三河市万龙印装有限公司

经销 全国各地新华书店

书号 ISBN 978-7-5214-1639-8

定价 15.00 元

获取新书信息、投稿、为图书纠错，请扫码联系我们。

内容提要

《全生指迷方》，又作《济世全生指迷方》，医方著作。共 4 卷。宋代王贶撰。

王贶，一作王况，宋代医家。考城（今河南兰考）人。曾拜南京（今河南商丘）名医宋毅叔学医，为其女婿，尽得其传。宣和年间（1119~1125）授官朝议大夫。

该书“采古人之绪余，分病证之门类，别其疑似，定其指归”，足以解惑指迷，扶危救困，故名指迷方。

该书分为四卷，二十一门。卷一为脉论及诊脉法，卷二至卷四为寒证、热证、风食、风湿、疟疾、痹证、劳伤、气病、血证、诸积、诸痛、眩晕、厥证、痰饮、消证、疸病、咳嗽、喘证、呕吐、小便二十种病证，以及一部分妇科的方剂。

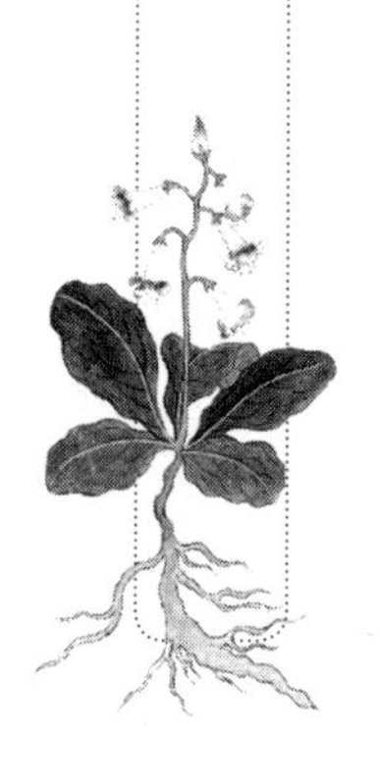

不同于一般的方书，《全生指迷方》有其独特的体例，《四库全书总目提要》指出：“方书所载，大都皆标某汤某丸，主治某病，详其药品铢两而止。独贶此书，于每证之前，非惟具其病状，且一一论其病源，使读者有所据依，易于运用。其脉论及辨脉法诸条，皆明白晓畅。凡三部九候之形，病证变化之象，及脉与病相应不相应之故，无不辨其疑似，剖析微茫，亦可为诊家之枢要。”可见，该书不仅对于当今的方剂学有价值，而且对于诊断学以及临床都有切实的参考价值。

《中医非物质文化遗产临床经典读本》

编委会

出版者的话

中国从有文献可考的夏、商、周三代，就进入了文明的时代。中国人认为自己是炎黄的子孙，若以此推算，中国的文明史可以追溯到五千年前。中华民族崇尚自然，形成了“天人合一”的信仰，中医学就是在这种信仰的基础上产生的一种传统医学。

中医的起源可以追溯到炎帝、黄帝时期，根据考古、文献记载和传说，炎帝神农氏发明了用药物治病，黄帝轩辕氏创造脏腑经脉知识，炎帝和黄帝不仅是中华民族的始祖，也是中医的缔造者。

大约在公元前1600年，商代的伊尹发明了用“汤液”治病，即根据不同的证候把药物组合在一起治疗疾病，后世称这种“汤液”为“方剂”，这种治病方法一直延续到现在。由此可见，中华民族早在3700多年前就发明了把各种药物组合为“方剂”治疗疾病，实在令人惊叹！商代的彭祖用养生的方法防治疾病，中国人重视养生的传统至今深入民心。根据西汉司马迁《史记》的记载，春秋战国时期的扁鹊秦越人善于诊脉和针灸，西汉仓公淳于意善于辨证施治。这些世代传承积累的医药知识，到了西汉时期已蔚为大观。汉文帝下诏命刘向等一批学者整理全国的图书，整理后的图书分为六大类，即六艺、诸子、诗赋、兵书、术数、方技，方技即医学。刘向等校书，前后历时27年，是对中国历史文献最为壮观的结集、整理、研究，真正起到了上对古人、下对子孙后代的承前启后的作用。后之学者，欲考中国学术的源流，可以此为纲鉴。

这些记载各种医学知识的医籍，传之后世，被尊为经典。医经中的《黄帝内经》，记述了生命、疾病、诊疗、药物、针灸、养生的原理，是中医学理论体系形成的标志。这部著作流传了2000多年，到现在，仍被视为学习中医的必读之书，且早在公元7世纪，就传播到了周边一些国家和地区，近代以来，更是被翻译成多种语言，在世界许多国家广泛传播。

经方医籍中记载了大量以方治病和药物的知识，其中有《汤液经法》一书，相传是伊尹所作。东汉时期，人们把用药的知识编纂为一部著作，称《神农本草经》，其中记载了365种药物的药性、产地、采收、加工和主治等，是现代中药学的起源。中国历代政府重视对药物进行整理规范，著名的如唐代的《新修本草》、宋代的《证类本草》。到了明代，著名医学家李时珍历经30余年研究，编撰了《本草纲目》一书，在世界各国产生了广泛影响。

东汉时期的张仲景，对医经、经方进行总结，创造了“六经辨证”的理论方法，编撰了《伤寒杂病论》，成为中医临床学的奠基人，至今仍是指导中医临床的重要文献。这部著作早在公元700年左右就传到日本等国家和地区，一直受到重视。

西晋时期，皇甫谧将《素问》《针经》和《黄帝明堂经》进行整理，编纂了《针灸甲乙经》，系统地记录了针灸的理论与实践，成为学习针灸的经典必读之书，一直传承到现在。这部著作也被翻译成多种语言，在世界各地广泛传播。

中医学在数千年的发展历程中，创造积累了丰富的医学理论与实践经验，仅就文献而言，保存下来的中医古籍就有1万余种。中医学独特的思想与实践，在人类社会关注健康、重视保护文化多样性和非物质文化遗产的背景下，显现出更加旺盛的生命力。

中医药学与中华民族所有的知识一样，是“究天人之际”的学问，所以，中国的学者们信守着“究天人之际，通古今之变，成一家之言”的至理。《素问·著至教论》记载黄帝与雷公讨论医道说：“而道，上知天文，下知地理，中知人事，可以长久。以教众庶，亦不疑殆。医道论篇，可传后世，可以为宝。”这段话道出了中医学的本质。中医是医道，医道是文化、是智慧，《黄帝内经》中记载的都是医道。医道是究天人之际的学问，天不变，道亦不变，故可以长久，可以传之后世，可以为万世之宝。

医道可以长久，在医道指导下的医疗实践，也可以长久。故《黄帝内经》中的诊法、刺法至今可以用，《伤寒论》《金匮要略》《备急千金要方》《外台秘要》的医方今天亦可以用，《神农本草经》《证类本草》《本草纲目》的药今天仍可以用。

或许要问，时间太久了，没有发展吗？不需要创新吗？其实，求新是中华民族一贯的追求。如《礼记·大学》说：“苟日新，日日新，又日新。”清人钱大昕有一部书叫《十驾斋养新录》，他以咏芭蕉的诗句解释“养新”之义说：“芭蕉心尽展新枝，新卷新心暗已随，愿学新心养新德，长随新叶起新知。”原来新知是“养”出来的。

中华民族“和实生物，同则不继”的思想智慧，与当今国际社会提出的保护和促进文化多样性、保护人类的非物质文化遗产的需求相呼应。世界卫生组织 2000 年发布的《传统医学研究和评价方法指导总则》中，将“传统医学”定义为“在维护健康以及预防、诊断、改善或治疗身心疾病方面使用的各种以不同文化所特有的理论、信仰和经验为基础的知识、技能和实践的总和”，点明了文化是传统医学的根基。习近平总书记深刻指出：“中医药学是中国古代科学的瑰宝，也是打开中华文明宝库的钥匙。”这套丛书的整理出版，也是为了打磨好中医药学这把钥匙，以期打开中华文明这个宝库。

希望这套书的再版，能够带您回归经典，重温中医智慧，获得启示，增添助力！

中国医药科技出版社

2019年6月

校注说明

《全生指迷方》，又名《济世全生指迷方》。宋代王贶撰。《宋史·艺文志》《郡斋读书志》《直斋书录解题》均有著录，明代以后原书失传。今本四卷，系编《四库全书》时自《永乐大典》辑出后改编而成者。

该书卷一为诊脉法；卷二至卷四为寒证、热证、风湿、疟疾、痹证、劳伤等20种内科病及若干妇科疾病的医论和方剂，内容以选方为主，并有围绕方剂主治所作的论述以阐析病因、证候。

此次点校出版，以清代咸丰四年甲寅（1854）新昌庄氏过客轩刻长恩书室丛书本作为底本，以文渊阁《四库全书》本（以下简称“四库本”）作为主校本。此外还参考了李士懋等人民卫生出版社点校本（1986），叶磊河南科学技术出版社校注本（2014）的部分校注成果。

本次点校在保存底本原貌的前提下，突出实用性，旨在帮助读者理解，简明易读。因此点校工作中遵循以下规则：

1. 底本错讹脱衍，需辨明者，据校本改正或增删，并出校记说明；可改可不改者，一般不改，以底本为准。方剂组成仅药序互异而无碍方义者，从底本不出注文。

2. 底本与校本文虽相同，但显系有误者，据医理、文理改正，出校说明之。

3. 底本中确系明显的错字、讹字、俗字、别字以及笔画小误者，均予以径改，不出校记。

4. 底本中的异体字、古今字一律径改，不出注文。

5. 本书原为繁体竖排版，本次出版将繁体字一律改为规范的简体字，同时将竖排版改为横排版。因此凡指方位的“右”“左”，均相应地径改为“上”“下”。

6. 全书添加现行的标点符号，以利阅读。

7. 由于年深代远，历经辗转传抄，原著中少数文句难以读通，又限于条件无法予以校正，姑存其旧，以待考证。

限于我们的水平，点校中难免存在不少缺点和错误，敬请同道指正！

校注者

2020 年 1 月

《钦定四库全书》提要

《全生指迷方》四卷，宋王贶撰。案《书录解题》，贶字子亨，考城人，名医宋毅叔之婿。宣和中以医得幸，官至朝议大夫[①]。是书《宋史·艺文志》作三卷，而传本久绝，故医家罕所征引，或至不知其名。今检《永乐大典》所收，按条掇拾，虽未必尽符原本，然大要已略具矣。方书所载，大都皆标某汤某丸，主治某病，详其药品铢两而止。独贶此书，于每证之前，非惟具其病状，且一一论其病源。使读者有所据依，易于运用。其脉论及辨脉法诸条，皆明白晓畅。凡三部九候之形，病证变化之象，及脉与病相应不相应之故，无不辨其疑似，剖析微茫，亦可为诊家之枢要。谨详加订正，分为二十一门。依类编次，而以论脉诸篇冠之于首。因篇页稍繁，厘为四卷，不复如其原数焉。

① 朝议大夫：四库本作“朝请大夫”。

原　序

余昔任左史，遇疾濒死，考城王贶子亨，为察众工之用药而余以生，因以其所著《全生方》一编遗余，藏之未暇读也。继掌外制，一日得异疾，谋诸医未决，子亨笑曰：毋恐，此吾书所有也，视某章，病当某药。如方，信宿而疾良已，于是始奇之。归居淮南，去王城国，偶有病，只讯于书。谪三巴，迁百粤，去医益远，又橐本以归余。余以为之表其端曰：此书直而邃，曲而通，部居彪列[①]，而脉络潜流，形色昭彰，而对治要妙。知方者读之，智思横生，不知者犹可按图而愈疾。真卫生之奇宝，济物之良术也。至理不烦，至语不费。余非知道者，而于此乎取之。子亨当官不苟，遇世变，尝慨然再请，出疆万里。其论著此书，用心救世利物，不特此矣。

吴敏　序

① 彪列：原作“标列”，据四库本改。彪列，谓排列分明。

自　序

德弥大者[1]，常存乎好生之心；志弥广者，每切于立言为教。在上世则有伊尹，逮后汉乃见张机，祖述神农之经，发明黄帝之道。虽然术至通神之妙，在乎知虑以为先；药至起生之功，必因精能而后效。天无弃物，非人莫知所能；人有常心，非道莫知所适。凝神自悟，触理皆分，故能赞益天机，悉体阴阳之变，深穷造化，博极生死之源，候色验形，自契一时之理，刳肠剖臆，难传后代之精。至于汤液除疴，砭石起死，必当研穷性味，斟酌浅深。治理在于君臣，协攻资乎佐使。方书之行，其来尚矣。有人犹不能刻意研求，专心致志，攖邪抱病，则束手无能，制疗处方，则委身纰缪，余窃悲之。于是采古人之绪余，分病证之门类，别其疑似，定其指归，阴阳既明，虚实可考。若能按图求治，足以解惑指迷，虽未起死回生，庶几扶危拯困，故号曰“全生指迷”，以崇大伦之道焉。

考城王贶子亨　序

① 者：原作“小”，据四库本改。

目录

卷一

卷二

卷三

卷四

卷　一

脉论

论曰：人以天地之气生，四时之法成，是以有五脏六腑，四肢十二经，三百六十五穴，以象五运六气，四时十二月周天之度。阴阳变化，与天地同流。乖其气，逆其理，则阴阳交错，腑脏偏毗，脉行迟速，荣卫失度，百病从生。非脉无以探赜索隐。所谓脉者，乃天真之元气，有生之精神。精神去干，脉理乃绝。故上古圣人，体性鉴形，剖别脏腑，详辨经络，会通内外，各著其情，气穴所发，各有腧名。善诊脉者，静意视义，观其变于冥冥之中，以神合神，悠然独悟，口弗能言。先别阴阳，审清浊，而知分部。视喘急[①]，听音声，而知病所生。所谓阴阳者，至者为阳，谓随呼而出也；去者为阴，谓随吸而入也。动者为阳，鼓击躁急也；静者为阴，来去沉沉默默也。数者为阳，谓一呼一吸六至也；迟者为阴，谓往来不满三至也。于三部九候之内，察其脉形，有独异者，谓独大独小，独疾独迟，独不应四时者，乃受病之所也。

① 喘急：四库本作“喘息”。

辨五脏六腑部位脉法

左手寸口脉，浮取之，属小肠，为腑；沉取之，属心，为脏；其经则手太阳、少阴。左手关上脉，浮取之，属胆，为腑；沉取之，属肝，为脏；其经则足少阳、厥阴。左手尺中脉，浮取之，属膀胱，为腑；沉取之，属肾，为脏；其经则足太阳、少阴。右手寸口脉，浮取之，属大肠，为腑；沉取之，属肺，为脏；其经则手太阴、阳明。右手关上脉，浮取之，属胃，为腑；沉取之，属脾，为脏；其经则足太阴、阳明。右手尺中脉，浮取之，属三焦，为腑；沉取之，属心包络，又属右肾；其经则手少阳、厥阴。

辨人迎三部趺阳九候五脏六腑脉法

论曰：诊脉之法，其要有三：一曰人迎，在结喉两旁，取之应指而动，此部法天也。二曰三部，谓寸关尺也。于腕上侧有骨稍高，曰高骨。先以中指按骨，谓之关，前指为寸部，后指为尺部。尺寸以分阴阳，阳降阴升，通度由关以出入，故谓之关，此部法人。三曰趺阳，在足面系鞋之所，按之应指而动者是也，此部法地。三者皆气之出入要会，所以能决吉凶死生。凡三处大小迟速相应齐等，则为无病之人。故曰：人迎、趺阳三部不参，动数发息，不满五十，未知生死。以三者为决死生之要也。故人迎一盛，病在太阳，谓阳极也。四盛以上为隔阳，谓无阴以收也。寸口一盛，病在少阴，二盛，病在太阴，三盛，病在厥阴，厥有尽也。四盛以上为关阴，谓无阳以系也。隔阳者，气上而不能下，则吐逆；关阴则闭塞，大小便不通，皆死不治。九候者，谓三部之位，一位有三候。浮取之属阳，沉取之属阴，中得之为胃气，故无胃气则死。五脏之脉，轻手于皮肤得之者，肺也，至肌得之者，心也，至肉得之者，脾也，至筋得之者，肝也，至骨得之者，肾也。五者轻重皆应，是谓五脏之气全也。又有推而外之在经络，推而内之在血脉。凡诊平人之脉，当以平旦，阴气未动，阳气未散，饮食未进，脉络调和，可以见有余不足之脉。一呼行三寸，一吸行三寸，呼吸行六寸而脉四至，呼吸之间又一至，此盛脉，得天全者也。若过十息，脉应五十动，又须与气相应。往来缓急，得中润泽，如慢水流行源源者，此寿脉，无疾也。若不满五十动一止，此一脏之气绝，四岁死，三十动一止，三岁死，二十动以下一止，期以岁月死。若与形气不相应，往来短促枯燥无首尾，此不寿之脉而多病。凡诊病脉，则不拘昼夜，审脉所以察其由，则寒热虚实见矣。凡脉病人不病者死，人病脉不病者生。

诊诸病证脉法

论曰：脉变于内，病形于外，相参以察其理。气热脉满，是谓重实。脉实以坚，谓之益甚。上下相失，不可数者死，谓至数也。脉口热而尺反缓，皮肤外证也，滑则从，涩则逆。寸口肤热而尺肤寒，是经气有余，络气不足也。尺肤热脉满，寸口肤寒脉涩，是经气不足，络气有余也。脉寸虚尺虚，是谓重虚，重虚者死。寸虚者，病情无常，神不守也。尺虚者，行步恇然，脉滑则生，涩则死。脉急大坚，尺涩而不应，谓之形满，手足温则生，寒则死。乳子中风热，喘鸣肩息，脉缓则生，急则死。下痢白沫，脉沉则生，浮则死。下痢脓血，脉悬绝则死，滑则生。浮涩之脉，身有热者死。癫疾之脉，博大而滑，久久自已，脉小坚急，死不治。病人[①]口甘而渴，此数食甘美而多肥，五气之溢也，谓之脾瘅。病人口苦，此因数谋虑不决，胆虚气上溢，是谓胆瘅。凡消瘅之脉实大，病久可治。病人身热如炭，颈膺如格，人迎躁盛，喘息气逆，太阴脉微细如发者，死不治，谓气口与人迎不相应也。心脉满大，痫瘛筋变。肝脉小急，痫痉筋挛。肝脉骛暴，有所惊骇。无故而喑，脉不至，不治自已，谓气暴厥也，气复则已。肾脉小急，肝脉小急，皆为瘕。肝脉并沉为石水，并浮为风水，并虚为死，并小弦为惊。肾脉大急沉，肝脉大急沉，皆为疝。肺沉抟为肺疝。太阳急为瘕，膀胱气也。太阴急为脾疝。少阴急为痫厥，心病也。少阳急为惊，胆病也。脾脉沉鼓为肠澼，由饱食而筋脉横解，肠澼为痔。胃脉沉鼓涩，胃外鼓大。心脉小急，皆为偏枯。年不满二十者，三岁死。脉至而搏，血衄身热者死。心肝脉小沉涩，为肠澼。心脉至如喘，名曰暴厥，不知与人言。脉至如数，使人暴惊，三四日自已。肺脉有余，病皮痹，闭不通而生瘾疹；不足，病肺痹，寒湿。脾脉有余，病肉痹，寒中，阴隔塞也；不足，病脾痹。肝脉有余，病筋痹，胁满不利；不足，病肝痹。肾脉有余，病骨痹，身重；不足，病肾痹。凡阴病见阳脉者生，谓病人四肢厥，恶寒多汗，脉得洪大数实也；阳病见阴脉者死，谓病人身热狂躁谵言，欲饮水，脉得沉细微迟也。

---

① 病人：四库本作“人病”。

辨脉形及变化所主病证法

浮脉之状，在皮肤轻手得之，重按则似有若无。王于秋，主肺[1]，主风，主虚乏短气。秋得之为顺，春得之为贼邪，冬得之为虚邪，夏得之为实邪，又为微邪，其病不治自愈。纯浮为感风，浮弦为虚劳，浮紧为风寒，浮芤为衄血，浮滑为风痰，浮洪为风气壅滞，浮微为气不足，浮缓为风虚、四肢不随，浮涩为伤肺咯血、嗽血，浮迟为伤惫，浮弱为虚损，浮濡为气血俱不足。又看见于何部位，以脏腑经络推之，余皆仿此消息。

沉脉之状，取于肌肉之下得之。主脏病，沉滞伏匿。在寸为心肺郁伏，悲忧不乐。在关为肝脾不利，中满善噫、䐜胀。湿胜则肿满溏泄，食不化，支膈，胠胁满，善恐。在尺则为石水，腹肿硬，以指弹之壳壳然有声，小便涩。沉紧为肠间积寒痛，沉涩结为五气积聚成形，沉数或疾为骨蒸，沉滑为肾消、骨枯、善渴、小便数。纯沉为肿重，足膝不利，不得履地，得之于阴湿之气。沉而微，五[2]脏气衰，骨痿不能起。

迟脉之状，往来极迟，一息三至。为阴盛阳虚之候，若手足厥不回者死。五脏气短，不能朝于气口，肺肾俱衰也。(《太素脉诀》作肺肾俱绝。) 陈无择《三因方》云：迟者应动极缓，与人迎相应，则湿寒凝滞，与气口相应，则虚冷沉积，为寒为痛。迟而涩为癥瘕咽酸。

数脉之状，往来急数，一息六至。为阳盛阴微之候。寸脉见之为热，为燥，为烦。左关为目赤头疼烦满，右关为口臭胃

---

① 肺：原作“脉”，据四库本改。

② 五：原作“天”，据四库本改。

烦呕逆。尺中见为小便黄赤，大便闭涩。与人迎相应为热，与气口相应或为疮。

洪脉之状，大而隐指。若大而散漫，是谓气衰。大而浮，风客于卫，咳出青黄脓如弹丸大，若不出则伤肺。下利得脉大，利益甚。霍乱得之则吉。又其脉主夏，属心。

虚脉之状，浮大无力，迟而且柔，又如蜘蛛丝。此阳气衰少，阴气[①]独居，为多汗亡阳，形气萧索，其人不寿。

散脉之状，浮而无力，至数不齐，涣漫不收，更甚于虚，或来多去少，按之如无。此气血俱虚，根本脱离之候。左寸软散，为阳虚不敛。右寸见之，为气耗汗出。肝脉软散，色泽者，当病溢饮。脾脉得之，色不泽，当病足胻肿。尺脉见散，为精气衰耗。又产妇得之生，孕妇得之死。

芤脉之状，如浮而大，于指面之下，其形中断，又如流水不相续，或如泻漆之形，断而倒收，又似弦而软。(《太素脉诀》云：芤脉之状，中空弦散。）主吐血，呕血，衄血，男子失精，妇人胞漏，半产，血崩。又曰，其状弦大，弦则为减，大则为芤，弦芤相搏，此名为革，金刑木而伤肝也。芤而滑，呕吐，甚则亡血。芤而数，阳陷阴中，血妄行。芤而急[②]，风冷入血，下血如豚肝，脐腹痛，死不治。芤而弦，因失血致劳伤。芤而微或散，久成血枯。

濡脉之状，极软弱，如以指按水中绵，如有如无。(《太素脉诀》云：诸部脉形，按之极小。）为阴阳俱不足，湿冷雾露之气所伤。为病，头重如以湿热之物裹首；大筋软短，小筋弛长，为痿弱，骨不能立；又为亡津液，精神不收；(《十便良方》云：

---

① 气：原脱，据四库本补入。

② 急：四库作“紧”。

精神干急或偏枯，血脉痹，得之风冷湿气也。余同前。）又为胫酸枯细，手足常厥冷，肉理不密。

微脉之状，极微，或似有似无。为气血不足，为虚惫，亡血，亡汗，小便数或白浊。若微数为阴虚，客阳内热，谷气少也。若在尺部，肾脂枯，髓不满骨。若在左关则肝气[1]血不足，目视䀮䀮，筋缓弱。若在右关则虚滑泄注，谷不化，肠鸣及浆粥不入胃。若在右寸，则为肺损背寒，口中如含霜雪，咳嗽肌疏，不可以风，短气。若在左寸[2]，为心虚恍惚，忧思不乐，多恐，如人将捕之。若六部俱微，则阳不及四肢，足胫冷，手足厥，常欲汤火暖之。陈无择《三因方》云：微者，极细而软，似有若无。与人迎相应，则风暑自汗。与气口相应，则微阳脱泄。入里，病脉微，为虚，为弱，为衄，为呕，为泄，为亡汗，为拘急。微弱为少气，为中寒。

革脉之状，浑浑革至如涌泉，谓出而不返也。为阴气隔阳，又为溢脉。盖自尺而出，上于鱼际，亦谓之离经，无根本也。又覆脉之状，自寸口下退，过而入尺，皆必死之脉也。

伏脉之状，重于沉，指下寻之方得，盖时见时隐也。（《太素[3]脉诀》云：伏脉之状，其形沉伏，隐隐其位。）此阴阳之气相伏也，或阴中伏阳，阳中伏阴。脉疾为伏阳内热，身虽寒而不欲盖衣。脉迟小，有来无去，此伏阴在内，阳气不得入也，其人身虽热而但欲覆被向火。脉实者有伏气在内，涩者有动气，在左则左病，在右则右病，在尺则居脐上下，居脐上为逆，居脐下为从。

---

① 气：四库本作“虚”。
② 寸：原作“尺”，据四库本改。
③ 素：原作“数”，据四库本改。

牢脉之状，如弦而实，寻之则散。(《太素脉诀》云：指下寻之不动。）为五劳六极七伤之病。若加数疾则发热，加短迟则发寒，疾迟不常为寒热，肢体迫急，情思不乐。

实脉之状，举按有力，重按隐指愊愊然。气不利，亦主伏阳在内，蒸热劳倦，胃气壅塞，为内痈。实数为三焦闭热，大便秘实。滑为癖饮癥瘕留聚之病。实大为气盛闭塞。(《太素脉诀》实大作实洪。）实沉为脏腑气不通，带短（《太素脉诀》云：实而短。）为宿谷不化。

弱脉之状，小而无力。为精不足，短气，表里俱衰，为暴下。阴并于阳，汗出不止者死。又为脚弱筋缓，足不能履地。恶寒，不可出风。

细脉之状，细细似线。(《太素脉诀》云：其形细微。）阴气胜阳也。又为手足寒，气少，惨惨不舒畅。又血不荣于四肢，谓寒则涩而不流行也。(《太素脉诀》云：又主冷泄痢。）

缓脉之状，不迟不疾，一息四至，往来得中，实得土气[①]。(《太素脉诀》云：缓脉之状，如柳叶也。）缓甚，为病四肢不收，受湿而痹。缓而沉，脾气滞，志意不舒展，气痞多噎。缓而涩，肌肉不仁，津液不流行，荣卫失度，因以致风。缓而微，为消气。缓而滑，为热中多食。缓而短，谷不化，为溏泄。缓而浮，为风亸曳。陈无择《三因方》云：缓者，浮大而软，去来微迟。与人迎相应，则风热入脏。与气口相应，则怒极伤筋。缓而在下，为风为寒，为弱为痹，为疼为不仁，为气不足，为眩晕。缓而滑为热中。缓而迟，虚寒相搏，食冷则咽痛。

涩脉之状，往来极涩，如水不能流，或聚于指下，或绵绵

---

① 土气：原作“上气”，据四库本改。

如泻漆，断而倒收，又似止非止。(《太素脉诀》云：涩脉之状，如刀口到指，不离其所。）主男子亡血失精，妇人胎妊不成，月候凝涩，或崩伤不止，五带，败血在腹，或血瘕成形，筋急寒痹。浮涩为肺病，咯血咳嗽，虚劳。涩中时弦，为金木相克，胁下痛，不得卧者死。在左寸，为心痹寒栗，病积溲血。在左尺，为病小腹积气。在右关，则病心腹时满。在左关，则病筋急积寒。

结脉之状，大小不定，往来不拘，数至时一止。主气不流行，腹中癥癖，气块成形。或因大病后亡津液，亡血，或惊恐神散而精不收，或梦漏亡精，又多虑而心气耗也。若无是因，则其人寿不过一二年。

代脉之状，其来如断绝，而相待其息以至时，搏而动。主血气亏损，或惊忧积甚，形气不相得也。

滑脉之状，指下如水之流，或如转珠而滞碍。(《太素脉诀》云：不缓、不洪、不实，如珠之形。）主呕吐，主饮。滑而弦细者为支饮，咳逆倚息，面浮肿。滑而紧，停寒积饮吞酸，肠间辘辘有声。滑而弦，留饮在胃，头痛而眩。滑而数，为中暍，甚则为痓，手足瘛疭搐搦也。滑而缓，热中，消谷引食。滑而细沉为消渴，带微为消中，不渴，小便数。滑实为气盛上热。滑大而数，为心气热越，多汗。滑而微小为无力[1]盗汗。在尺滑为狐风疝，在右手寸口为肺风疝，在右关则为脾风疝，在左关则为肝风疝。

紧脉之状，如按绳缴指，三部通度，与弦相似而有力，举按皆有余。主中寒，腹痛切急。在寸口，则中寒口噤，头痛恶

① 无力：原作“多”，据四库本改。

寒，欲得覆被火灸。在关上，则胃冷吞酸，中脘脐腹痛，下利筋寒，或转筋霍乱，咳呕胆汁。紧数为冷热痢，下脓血，或身热饮食如故，有病①处则结痈疽。在尺为寒疝痛。

促脉之状，自尺上寸口促急，有来无去。(《太素脉诀》作：有来时止复来。) 此荣卫无度数，阴气促阳也。又肾气离经，升而不降，又为无阴而阳无以系也。若时气促数，上出寸口，此阳并于血，病赤斑，十死一生。若脉见断绝，为黑斑，独阳攻脏，气绝，死不治。

动脉之状，鼓动而暴于指下不常。气血相乘，搏击而动也。或鼓于阳，则一阳为钩，如夏脉之盛。或鼓于阴，一阴为毛，如秋气之急切劲烈。鼓阳胜而急曰弦，阴缓而阳急也。鼓阳至而绝曰石，阳辟而阴孤也。阴阳相过曰溜，气相鼓作而动也。

弦脉之状，如张弓弩弦，应指有力，重按则软弱。(《太素脉诀》云：状如琴弦。) 主春气，主肝脏，主虚，主痰，主疟，主劳。弦而微，气不足，筋缓不荣。弦急似数非数，绵绵之状，劳伤气促急，四肢煎厥。无首尾而促疾，虚劳不足。弦弱而疾，夜多盗汗。弦短而大，荣卫劳伤，内急外缓。兼数则热，目视睆睆，血不足也。兼迟则寒，筋脉急挛。弦涩因失血，女子则月闭血瘕。弦紧为虚寒里急，寒疝少腹痛，面青下利。弦迟而涩，出入无首尾，为寒闭血少，筋干急，(《太素脉诀》作：弦而急。) 或偏枯血脉痹，得之风冷湿也②。(《十便良方》云：沉而微，五脏气衰③，骨痿不能起。)

短脉之状，往来极短，不待息尽而回，或无首尾，但见于

① 病：四库本作“痛”。

② 风冷湿也：四库本作“风冷湿气也”。

③ 衰：四库本作“弱”。

指面，亦不待气来而至。其人短气息急[1]，或不能长息，又为大下脱气，又主久病。

长脉之状，往来指下，息随而尽，其有余，如操带物之长。（《太素脉诀》云：长脉之状，往来至长。）禀赋气强，胜血而气拥，其人寿。若加大而数，为病阳盛内热，当利三焦。

① 急：原脱，据四库本补入。

卷　二

寒证

论曰：若其人洒淅恶寒，但欲厚衣近光[1]，隐隐头重时痛，鼻窒塞，浊涕如脓，咳嗽，动辄汗出或无汗，甚则战栗，此由寒中于外，或由饮冷伤肺胃，内外合邪，留而不去，谓之感寒。寒从外至者，两手寸口脉俱紧，或但见于右寸。寒从内起者，其脉迟小。无汗者，小青龙汤主之。小汗者[2]，温肺汤主之。

小青龙汤

五味子　细辛去苗　干姜　半夏汤洗七遍　甘草炙，各一两

上为散。每服五钱，水二大盏，姜三片，枣一个，擘破，同煎至八分，去滓，温服。

温肺汤（方缺）

若阴寒积冷，心腹大痛，呕逆恶心，手足厥冷，心胸不快，腰背疼痛，良姜汤主之。

良姜汤

高良姜锉碎，炒，一两　官桂去皮，一两　当归去芦，锉，炒，一两

① 光：四库本作“火”。

② 小汗者：四库本作“有汗者”。

干姜炮，一块　人参去芦，一两　吴茱萸炒，七钱半　白茯苓一两　附子炮，半两

上为散。每服二大钱，水一盏半，入生姜五片，煎至七分，去滓，空心服。

若但寒头重，动眩晕，肌肉痛，牵急不得转侧，漐漐汗出，恶寒，小便难，大便反快，短气，足寒，或时咽痛，微热，此由寒湿客搏经脉，不得发泄，其脉迟缓而小弦，附子汤主之，除湿汤亦主之。

附子汤

附子炮，去皮脐，一个　白术一两[1]，炒　茯苓　白芍各三两　人参二两

上为散。每服二大钱，水一盏半，入生姜三片，煎至七分，去滓，空心服。

除湿汤（方缺）

热证

论曰：阴不足则阳偏，阳偏则发热。若热从背起，自手足渐渐周身，口舌干燥，欲饮食而不能，此由阴气亏少，少水不能制盛火。诸阳起于四末，循行于背，阴不能敛阳，阳气独行，所以发热，或昼发而夜宁，或夜发而至旦即消。其脉虚疾而小，芍药黄芪汤主之。

芍药黄芪汤

芍药三钱　黄芪　甘草炙　青蒿阴干，各一两

① 一两：四库本作“二两”。

上为散。每服五钱，水二大盏[1]，煎至一盏，去滓，食后温服。

若热从腹起，上循胸腋，绕颈额，初微而渐至大热，发无时，遇饥则剧，中脘不利，善食而瘦，其色苍黄，肌肉不泽，口唇干燥，由脾气素弱，曾因他病，误服热药，入于脾，脾热则消谷引饮，善消肌肉，其脉濡弱而疾，参橘丸主之。若嗽者，用加减法，及灸脾腧百壮。

参橘丸

橘皮洗，三两　麦门冬去心　人参去芦，各一两

上为末，炼蜜为丸，如梧桐子大。食前米饮下三十丸。若嗽，加五味子一两。

若热从腹中或从背起，渐渐蒸热，日间剧，夜渐退，或寐而汗出，小便或赤或白而浊，甚则频数尿精，夜梦鬼交，日渐羸瘦，由思虑太过，心气耗弱，阳气流散，精神不藏，阴无所使，治属虚劳，大建中汤主之。

大建中汤

芍药六两　黄芪　远志去心　当归洗　泽泻各三两　龙骨　人参　甘草炙，各二两

上为散。每服五钱，水二盏，枣二个，擘破，姜五片，同煎至一盏，去滓，食后温服。腹中急，加饧如枣大。

若自腰以上发热，热及则汗出，出已而凉，移时如故，复加昏冒，腹中膨脝，其气上攻，时时咳嗽，嗽引胁下牵痛，睡则惊悸，其脉弦急疾，由外寒客搏，内冷相合，寒则气收，而水液聚内化成饮。医以热药攻寒，寒闭于内，热增于上，阳气

① 每服五钱，水二大盏：四库本作“每服五分，水二盏”。

不下行，故散越于上，发而为热，散而为汗。汗多亡阳，心气内虚，故令惊惕。治属饮家，以旋覆花丸主之。

旋覆花丸

旋覆花　桂心　枳实麸炒　人参各五分　干姜　芍药　白术各六分　茯苓　狼毒　乌头去皮，炮　礜石火煅，一伏时，各八分　甘遂炒，三分　细辛去苗　大黄湿纸裹煨　黄芩　葶苈炒　芫花炒　橘皮洗　吴茱萸炒　厚朴去皮，姜汁炙，各四两

上为细末，炼蜜和丸，如梧桐子大。米饮下三丸，未效加至七丸。小儿黄米大二丸。

若热起骨间，烦疼，手足时冷，早起体凉，日晚即热，背膂牵急，或骨节起凸，足胫酸弱，由阴不足，而阳陷阴中，热留骨髓①，髓得热则稀，髓稀则骨中空虚，阴虚水少脂枯，故蒸起，其脉沉细而疾。治属骨蒸，补髓丸主之。

补髓丸

生干地黄日干，三两　干漆半两，碎，炒令烟尽

上为末，炼蜜为丸，如梧桐子大。饮下三十丸，空心临卧服。

若自胸以上至头发热，口鼻气色时如烟熏，目涩咽燥，唾如凝脂，时咳，毛竦，大便不利，小便赤。由肺不调，邪热熏上焦，其脉疾大。先服桔梗汤。热不退者，五味子汤主之。

桔梗汤

桔梗一两　人参　麦门冬去心　甘草炙，各半两②　小麦一合

上㕮咀。水三升，煎至一升，去滓，分三服。

---

① 骨髓：四库本作“骨体”。

② 半两：四库本作“五两”。

五味子汤 《指南方》治发热[①]不退。

柴胡去苗，洗，四两　半夏汤洗七遍，一两一分　黄芩　五味子　赤茯苓分两原缺

上为散。每服五钱，水二盏，姜五片，枣二个，擘破，同煎至一盏，去滓，温服。

若但热不歇，日晡尤甚，口中勃勃气出，耳无所闻，昼多昏睡，睡即浪言，喜冷，小便赤涩，大便不通。由三阳气盛，蕴于经络，内属腑脏，或因他病而致疾，其脉短疾而数，柴胡芒硝汤主之。

柴胡芒硝汤

柴胡洗，去苗，四两　黄芩　甘草炙　赤茯苓各一两半　半夏汤炮[②]七遍，一两一分

上为散。每服五钱，水二盏，生姜五片，枣二个，擘破，同煎至一盏，去滓，入芒硝一钱，搅和温服，以大便利为度。

若身大热，背微恶寒，心中烦闷，时时欲呕，渴不能饮，头昏重痛，恶见日光，遇凉稍清，起居如故。由饮食失时，胃中无谷气，热蓄于胃中，中脘热，则三阳不下降，而上聚于脑。又胃主阳明经为[③]恶热，其脉虚大而数，久则细小，谓之中暑。初即服好茶一杯，立愈，不即治之，留而在胃，别致他病，生姜竹茹汤主之。

生姜竹茹汤

竹茹鸡子大　人参半两　葛根半两　生姜切，一钱

---

① 发热：四库本作“发热甚”。

② 炮：四库本作“洗”。

③ 为：四库本作“而”。

上为散。水三盏，煎至[1]二盏，去滓，分二服，不拘时服[2]。

若间日发热，发必数次[3]，头痛拘倦。由肺素有热，气盛于身，厥逆上冲，中气实而不外泄，其气内藏于心，外舍于分肉之间，令人消烁脱肉，其脉弦大而数，谓之瘅疟，柴胡栝楼汤主之。

柴胡栝楼汤

柴胡去苗，洗，八钱　芍药　人参各二钱　半夏汤洗七遍，三钱半[4]　甘草炙，二钱　栝楼二钱

上㕮咀。水二升，生姜十片，枣二个，擘破，同煎至一升，分三服，去滓服。大热者，去芍药、栝楼，用黄芩三钱，即名小柴胡汤。

若身热汗出，烦满不为汗解，由太阳之经先受风邪，与热相搏，肾气厥则烦满，谓之风厥，泽泻汤主之。

泽泻汤

泽泻半两　白术　防风各二两　石膏研　赤茯苓各一两

上为散。每服五钱，水二盏，煎至一盏，去滓，温服。

若四肢发热，逢风如炙如火。由阴不胜阳，阳盛则热，起于四肢，少水不能灭盛火，而阳独治于外，以菟丝子[5]丸主之。

菟丝子丸

菟丝子先于臼内杵百下，筛去杂物末　五味子各一两　生干地黄

① 至：原脱，据四库本补入。
② 服：原脱，据四库本补入。
③ 次：四库本作“欠”。
④ 三钱半：四库本作“二钱半”。
⑤ 子：原脱，据文义补入。

一两[1]

上为末，炼蜜和丸，如梧桐子大。饮下三十粒，食前温服。

若发热，耳暴聋，颊肿胁痛，胻不可以运，由少阳之气厥，而热留其经，宜小柴胡汤。若口干溺赤，腹满心痛，由热留于手少阴之经，其气厥也，赤茯苓汤主之。

赤茯苓汤

赤茯苓四两　甘草生，一两　木香半两

上为散。每服五钱，水二盏，煎至一盏，去滓温服。

风食

论曰：若其人翕翕如热，淅淅如寒，无有时度，肢节如解，手足酸痛，头目昏晕，此由荣卫虚弱，外为风邪所乘，搏于阳则发热，搏于阴则发寒，久不治成劳气，荆芥散主之。

荆芥散

荆芥穗　人参　白术　当归切细，焙　黄芪　芍药　桂去皮，各一两　柴胡去苗，二两　甘草炙，半两

上为末。每服五钱，水二盏，煎至一盏，去滓，温服。

若忽然牙关紧急，手足瘛疭，目直视，此风客血经，谓之风痓，脉紧大者不可治，独活汤主之。

独活汤

独活锉，半两　荆芥穗一两

上以水三盏，煎荆芥汁至一大盏，再入独活煎一半，去滓温服。凡用独活，紫色有成臼子者，盖羌活极大而老者，是寻

---

① 一两：四库本作“三两，焙”。

常所用。白色者，乃老宿前胡也，慎不可用。

又方

煎荆芥浓汁于盆中，坐病人于上熏蒸，然后[1]淋洗之。

若寒热如疟，不以时度，肠满膨脝，起则头晕，大便不通，或时腹痛，胸膈痞闷，此由宿谷停留不化，结于肠间，气道不舒，阴阳交乱，备急丸主之。

备急丸

大黄湿纸裹煨　巴豆去皮心及油　干姜去皮，等份

上为细末，炼蜜为丸，如豌豆大。每服一丸，米饮下。羸人服一丸，如绿豆大。以便快利为度。

风湿

论曰：若身体疼，心烦口燥，欲得水而不能饮，额上微汗，背强，欲得覆被向火，其脉浮虚，或日晡发热，或身重汗出，而脉但浮，或掣痛不得屈伸，近之则痛极短气，或身微肿，或发热面黄而喘，鼻塞而烦，脉大，自能饮食，此由汗出当风，或因冒湿冷，复遇风邪之气，闭固腠理，病名风湿，麻黄加术汤主之。日晡发热者，薏苡仁汤主之。掣痛不得屈伸者，甘草附子汤主之。鼻窒塞气不通者，瓜蒂散主之。恶风身体重者，防己汤主之。

麻黄加术汤

麻黄去根节，三两　桂心二两　甘草炙，一两　杏仁汤洗，去皮尖，半两　白术四两

① 后：原作“然”，据四库本改。

上为散。每服五钱，水二盏，煎至一盏，去滓温服。

薏苡仁汤

麻黄去根节，三两　杏仁去皮尖，半两　甘草炙　薏苡仁各一两

上为散。每服五钱，水二盏，煎至一盏，去滓温服。

甘草附子汤

甘草炙，二两　附子炮，去皮脐，一两

上为散。每服五钱，水二盏，煎至一盏，去滓温服。

瓜蒂散

瓜蒂　细辛去苗　藜芦去苗，各等份

上为细末。每用半字许[1]，内鼻中，以气通为度。

防己汤

防己四两　黄芪四两　甘草炙，二两　苍术去皮，三两

上为散。每服五钱，水二盏，姜二片，枣一个，擘破，同煎至一盏，去滓温服。

疟疾

论曰：寒热之病，或寒已而热，或热已而寒，或寒热战栗，头痛如破，身体拘急，数欠，渴欲饮冷，或晬时而发，或间日而作，至期便发，发已即如常，此谓之疟。疟脉自弦，弦数多热，弦迟多寒。此皆得之于冬，中风寒之气，藏于骨髓之中，至春阳气大发，邪气不能自出，因遇大暑，而后与邪气相合而发，常山汤主之。

---

① 半字许：四库本作“半匙许”。

常山汤

常山　知母　甘草炙，各三两　麻黄去节，一两

上为散。每服五钱，水二盏，煎至一盏，去滓温服。以糜粥一杯，助取汗为度。

热多者宜解之，栝楼汤主之。

栝楼汤

栝楼根四两　柴胡去苗，八两　人参　黄芩　甘草炙，各三两

上为末。每服二钱，水二盏，生姜三片，枣一个，擘开，煎至一盏，去滓温服。

寒多者宜温之，姜桂汤主之。

姜桂汤

干姜　牡蛎火煅通赤　甘草炙，各二两　黄芩《活人书》用三两，二两　柴胡去苗，八两　栝楼根四两　桂去皮取心，三两

上为末。每服五钱，水二盏，煎至一盏，去滓温服，不拘时候。

寒热等者宜调之，鳖甲汤主之。

鳖甲汤

鳖甲汤浸，刮令净，醋炙　白术　常山　桂去皮　柴胡去苗，各一两　牡蛎火煅赤，半两

上为散。每服五钱，水二盏，煎至一盏，去滓温服。

痹证

论曰：若始觉肌肉不仁，久而变生他证，病名曰痹。此由风寒湿三气客于经络，舍于血脉，搏于荣卫，故令皮肤痹而不仁。有热则肌肉骨节烦疼，有寒则冷。以春得之在筋，夏得之

在脉，秋得之在皮，冬得之在骨，四季得之在肌肉。又久而不去，各传其脏，筋痹不已，舍之于肝，夜卧则惊，饮食多，小便数，上为引如怀妊。脉痹不已，舍之于心，其脉不通，烦满，心下鼓，暴上气。肌痹不已，舍之于脾，其状四肢懈惰，发咳呕汁，上为大塞[①]。皮痹不已，舍之于肺，其状烦满而喘呕。骨痹不已，舍之于肾，其状善胀，尻以代踵，脊以代头。上证虽多，必先肌肉不仁。其始，治当以增损小续命汤，证状小不同者，当依本法。病久入深，鲁公酒主之。

增损小续命汤（方缺）

鲁公酒

茵芋　川乌头炮，去皮脐　踯躅花　天雄炮，去皮脐　防己　石斛去根，各一两　细辛去苗　柏子仁　牛膝去苗　甘草炙　通草　桂去皮取心　山茱萸　秦艽去苗土　黄芩　茵陈蒿　瞿麦　附子炮，去皮脐　杜仲去皮　泽泻　王不留行　石楠叶　防风　生干地黄各半两　远志去心

上㕮咀，酒四斗，渍十日。每服一合，常令酒气相续。

若胃干而渴，肌肉不仁，由居处卑湿，以水为事，肌肉濡渍，痹而不仁，是谓肉痿，罂粟汤主之。

罂粟汤

罂粟不计多少

上研细末，煮稀粥，入蜜饮之，大解金石毒。

若一边足膝无力，渐渐瘦细，肌肉不泽，上牵胁肋，下连筋急，不能行步，此由大病之后，数亡津液，血少不荣，气弱不运，肝气亏损，无血以养筋，筋不荣则干急而痛，亦不能举，

---

① 发咳呕汁，上为大塞：原作“发渴呕汁，上为大寒”，四库本作“发渴呕汁，上为大塞”，据《素问·痹论篇》改。

活血丹主之。

活血丹

干地黄一两[1] 当归洗 芍药 续断 白术各一两

上为细末，酒糊为丸，如梧桐子大。温酒下三十丸，食前服加至五十丸。如痛甚，足痿不能行，去术，加杜仲一两，乳香、威灵仙、木鳖子仁、草乌头、白芥子各半两。

鹿茸丸

鹿茸去毛，切作片子，酥炙，五两 干地黄二两 菟丝子拣净，酒浸透，乘润捣烂，焙，二两 杜仲去粗皮，捣烂，酒拌，炒干，二两 牛膝二两 萆薢二两 附子炮，去皮脐，半两 干漆炒，烟尽为度，半两

上为细末，酒糊为丸，如梧桐子大。饮下三十丸，食前服。若始觉脚弱，速灸风市、三里二穴各一二百壮。若觉热闷，慎不可灸。大忌酒面房劳。灸[2]风市穴，使病人平立垂两手，合手著腿，中指尖头即是穴。三里穴在足膝盖下三寸外廉，按之陷中是。又法，以指深按之，则足趺阳脉不见为准。

劳伤

论曰：古书有五劳、六极、七伤，皆由劳伤过度，或五脏六腑互相克贼，一脏偏损，五行逆伏，以致尽绝，皆谓之虚劳也。

若日顿羸瘦，短气，腰背牵急，膝胫酸痿，小便或赤或白而浊，夜梦纷纭，或梦鬼交，翕翕如热，骨肉烦疼，由房劳过度，或思虑过多，皆伤神耗精之由，得之心肾，其脉细促，大

① 一两：四库本作“二两”。
② 灸：原脱，据四库本补入。

骨枯者不治，微弱者可治，脉大数甚，不能食者死，大建中汤主之。

大建中汤（见前发热门）

气病

论曰：百病皆生于气，其始必由喜、怒、悲、忧、惊、恐，由是变生，形证不一。若其气起于一边，或左或右，循行上下，或在肌肉之间，如锥刀所刺，其气不得息，令人腹中满，由惊恐恚怒，或冒寒热，留而不去，为郁伏之气，因气流行，随经上下相搏痛，久久令人痞闷，其脉短涩，谓之聚气，七气汤、趁痛散主之。

七气汤 杨仁斋《直指方》云：治七情相干，阴阳升降，气道壅滞，攻冲作疼。

京三棱　蓬莪茂　青橘皮　香附子去毛　陈橘皮洗　桔梗　藿香叶　桂取心　益智各一两半　甘草炙，三钱。胡氏《经效方》有沉香半两，无陈橘皮

上为散。每服五钱，水二盏，生姜二片，枣二枚，煎至一盏，去滓[1]，食前温服。

趁痛散 《可用方》云：治气搏作痛，肌肉之间如锥刀所刺，胸膈痞闷。

蓬莪茂炮　桂心各一两　槟榔　附子炮，去皮脐　细辛去苗，各半两　芫花炒，别为末，一钱[2]

上除芫花外，共为末。每服三大钱，水一盏，煎至七分，

① 去滓：此二字原脱，据四库本补入。

② 一钱：四库本作“一分”。

去滓，调芫花末一字，温服。

若心下似硬，按之即无，常觉膨胀，多食则吐，气引前后，噫气不除，由思虑过多，气不以时而行则气结。又曰，思则心有所存，神有所归，正气留而不行，其脉涩滞，谓之结气，参橘丸[①]主之。

参橘丸

橘皮洗，四两　人参一两

上为细末，炼蜜和丸，如梧桐子大。米饮下三十丸，食前服。

若咽中如核，咽之不下，吐之不出，久不治之，渐妨于食。或由思虑不常，气结不散，或因饮食之间，气道卒阻，因而留滞。因气者，谓之气噎，其脉缓涩。因食者，谓之食噎，其脉短涩。气噎，嘉禾散主之。食噎，神曲丸主之。

嘉禾散（方缺）

神曲丸

神曲炒，一两　橘皮洗，二两

上为细末，炼蜜和为丸，如鸡豆大。每服一粒，含化咽津。

若痛而游走，上下无常处，脉亦聚散，或促或涩，谓之游气，术香散主之，不止者，延胡散主之。

术香散

蓬莪茂炮，一两　人参一分　木香一钱

上为细末。醋汤调方寸匕。

延胡散

延胡索炒　当归洗，等份

① 参橘丸：原作“参橘汤”，据四库本改。

上为细末。醋汤调方寸匕。

若自咽嗌以下至脐，左右气各不相通，气上奔急攻，右臂痛如斧槌，肌肉日消，浆粥不下，心中懊闷，由肺经本受寒邪，留于右边，以肺在右，或因以大热药攻寒，寒本在于经而不能散发，于是火气但逼于肺，肺燥则气上迫。但解药毒，然后理肺，先宜炙肝散，后宜理气汤。

炙肝散

牡丹皮　柴胡　芍药各一两　白术二两

上为细末。用猪肝三指许，薄批，掺药末二钱，慢火炙熟，细嚼，米饮下，食前服。

理气汤（疑即前七气汤）

柏子仁丸　史载之《指南方》多楮实[1]一两。治臂痛不能屈伸，筋脉挛急。

柏子仁炒，研　干地黄各二两　茯苓　枳实麸炒，去瓤　桂取心　五味子　附子炮，去皮脐　石斛去苗　鹿茸去毛，截作片子，酥炙　酸枣仁　覆盆子　沉香　黄芪各一两

上为细末，炼蜜和丸，如梧桐子大。酒下三十丸，空心服。

若腹胁有块，大小成形，按之不动，推之不移，久久令人寒热如疟，咳嗽，面目浮肿，动辄微喘，日就羸瘦，由暴怒或惊恐，气上而不下，动伤于肝，气结聚成形，始得之在肝，其脉牢大而结，不传可治，沉香煎主之。

沉香煎

石斛五两　椒去目，炒出汗　附子炮，去皮脐　秦艽去土　鳖甲煮，刮去筋膜，炙　柴胡去苗　沉香　木香　槟榔　黄芪各二两

---

① 楮实：四库本作“楮实子”。

上为末，先用枸杞根新者十斤，净洗槌碎，好酒二斗，煮至七升，取出枸杞，别用好酒三升，拍洗令净，漉去滓，滤过，并于前煎酒内，更入熟蜜四两，再熬成膏，和药末，丸如梧桐子大。饮下二十丸，食前服。

血证

论曰：诸阳统气，诸阴主血。阴盛则阳亏而阳病，阳盛则阴亏而阴病。阳气侵阴，血失常道，故或吐或衄，或从口，或从鼻。若暴出而色鲜，心烦躁闷，时欲引饮，出至三斗，阳入于阴也。血得热则流散，譬如天地之经水，天暑地热，则经水沸溢而垄起，故有内衄肺疽，其证大同而小异。其脉洪数者为逆，微小者为顺。宜栀子柏皮汤、煎金汤。大热者宜地黄煎。

若吐血时，先闻腥臊，鼻[1]出清液，胸胁支满，妨于食，目眩，时时前后血，此由素经大夺血，或醉入房中，气竭伤肝，女子则月事衰少不来，病名血枯，栀子柏皮汤主之。

栀子柏皮汤

黄柏　栀子各一两　甘草半两

上为散。每服五钱，水二盏，煎至一盏，去滓温服。

煎金汤

金花并茎叶阴干，不拘多少。

上浓煮汁，顿服立定。

地黄煎

生地黄汁半斤　大黄末，一两

---

① 鼻：四库本作“臭”。

上将地黄汁熬耗一半，内大黄末同熬，候可，丸如梧桐子大。熟水下五粒，未效，加至十粒。

若吐血，服汤后转加闷乱烦躁，纷纷欲呕，颠倒不安，由胸上有留血，其脉沉伏，急须吐之，人参散主之。

人参散

人参芦

上为末。水调下一二钱。

若血随呕出，胸中痞闷，呕毕则目睛痛而气怒①，由怒气伤肝胆，血随呕出②，竹皮汤主之。

竹皮汤

青竹皮　甘草炙　芎䓖　黄芩　当归洗，各六分　芍药　白术　人参　桂心各一两

上为散。每服五钱，水二盏，煎至一盏，去滓温服。

若先吐血，血止后嗽，嗽中血出如线，痛引胁下，日渐羸瘦，由悲忧伤肺。肺主诸气，血常随之，气伤则血无以运，故横流而暴出，后随病而上下也。其脉缓小者可治，细数加急者不可治，黄芪汤主之。

黄芪汤

黄芪蜜炙，一两　白术炒，二两　人参　甘草炙，各一两　白芍一两　陈皮半两　藿香半两

上为散。每服四钱，水一盏半，煎至七分，去滓温服。

若衄血吐血，发作无时，肌肉减少，由气虚弱，或从高堕下，劳伤所致，其脉虚弱，当补阴平阳，阿胶散主之。

---

① 气怒：四库本作“气急”。

② 由怒气伤肝胆，血随呕出：此句四库本作“由怒气伤肝，且血随气行，因怒而气并于血，故血随呕出”。

阿胶散

阿胶蛤粉拌炒，一两半　杏仁炮，去皮尖，七钱　马兜铃焙　牛蒡子炒，各一两　甘草炙　糯米一两

上为细末。熟水调下一二钱。

若吐血腹中绞痛，汗自出，胸中闷，由饮食伤胃，胃气不转，气上冲胸，所食之物与气迫蹙，因胃裂，白术汤主之。

白术汤（方缺）

卷　三

诸积

论曰：若腹中成形作块，按之不移，推之不动，动辄微喘，令人寒热，腹中时痛，渐渐羸瘦，久不治之，多变成水虚劳，亦由忧思惊恐寒热得之。阴阳痞滞，气结成形，其脉结涩，谓之积气，万安丸主之。

万安丸

大戟炒　甘遂炒　牵牛炒　五灵脂各半两　芫花炒，一分　胆矾研，一钱　细墨烧，研，一钱　巴豆去皮，出油，一钱　芫青去头去翅[1]，四十个　斑蝥去头去翅[2]，二十个　石膏细研，一分　延胡索炒，半两　吴茱萸炒，半两

上为细末，白面糊为丸，如绿豆大。生姜橘皮汤下一粒，日二服，病去六七分即住服。史氏《指南方》有续随子、郁李仁、信砒各一分，无延胡索、巴豆。袁当时《大方》有砒一分，无斑蝥、芫青、巴豆。

若左胁下如覆杯，有头足，久不已，令人发痎疟，寒热，

---

① 去头去翅：四库本作“去头足翅”。

② 去头去翅：四库本作“去头足翅”。

咳，或间日一发，由肺病传肝者，当传脾，脾乘王而不受邪，其气留于肝，故结而为积，其脉涩结，麝香丸主之。

麝香丸

蓬莪茂一两，炮　桂心　当归　人参各半两　细辛去苗　川乌头炮，去皮脐，各一分　巴豆去皮，出油，一分

上研细末，白面糊为丸，如绿豆大。食后饮下三粒。史氏《指南方》无蓬莪茂，有芍药一两。

若心下如盘，久不已，令人四肢不收，发黄疸，饮食不荣肌肤。始由肝病传脾，脾当传肾，肾乘王而不受邪，气留于脾，其脉缓涩时结，谓之痞气，三棱煎主之。孙氏《仁存方》云：兼治食癥、酒癥、血蛊、气块、血瘕，时发刺痛，妇人血分，男子脾气横泄。

三棱煎

京三棱锉　蓬莪茂锉，各四两　芫花一两

上用米醋三升，煮令醋尽，独炒芫花令干，余二味切片子，焙干，同为末，白面糊为丸，如豌豆大。橘皮汤下三粒，以知为度。

若从少腹上冲心胸，咽喉发痛，如豚肝状，发作欲死，由脾病传肾，肾当传心，心乘王而不受邪，气留于肾，结而为积，其脉沉结，谓之贲豘，贲豘汤主之。

贲豘汤

甘草炙　川芎　半夏汤洗七遍　芍药　黄芩各二两　葛根　甘李根皮各五两

上为散。每服五钱，水二盏，姜五片，同煎至一盏，去滓温服。史氏《指南方》加当归一两。孙氏《仁存方》加干姜一

两一分[1]，当归二两，无葛根。

若脉大而散，时一结，谓之伏梁，伏梁丸主之。

伏梁丸

青皮白马尿浸三日，令软透，切，三十个　巴豆去皮，十五个，与青皮同炒干，去巴豆不用　羌活半两

上为末。白面糊为丸，如绿豆大。饮下五粒，未知，渐加至十粒。

若身体及髀股胻皆肿，环脐而痛，不可动，动之为水，亦名伏梁，椒仁丸主之。

椒仁丸

五灵脂　吴茱萸炒　延胡索炒，各半两　芫花醋浸一宿，炒，一分　续随子去皮，研　郁李仁去皮，研　牵牛炒熟，各半两　石膏火煅过，研，一分　椒仁　甘遂炒　附子炮，去皮脐　木香各半两　胆矾研，一钱　砒一钱，研

上为细末，白面糊为丸，豌豆大，橘皮汤下一粒，早晨、日午、临卧服。如妇人血分，则去木香，加斑蝥、芫菁各三十枚，去头、足、翅，炒当归半两。

诸痛

论曰：诸心腹痛者，或外邪来客，或气相干，其卒然痛而即止者，此寒气客于脉外，得寒则缩蜷绌急，外引小络，得热即止，宜先用熨法，后以良姜散主之。

熨法　《指南方》云：治心腹痛，卒然而止，遇寒再发。

---

① 一分：原作“一方”，据四库本改。

盐炒极热，半斤

上以旧帛包，熨痛处。《指南方》云：渐去至一重。

良姜散

高良姜五两　厚朴去皮，姜汁涂，炙，二两　当归　桂心各二两[①]

上为散。每服五钱，水二盏，煎至一盏，去滓温服。

若腰者，肾之外候，足太阳经之流注。如痛连小腹，不得仰俯，惙惙短气，由肾气虚弱，有所不荣，补肾散主之。

补肾散

杜仲去粗皮，杵碎，酒拌，炒焦，一两　桂去皮　牡丹皮各半两

上为末。每服三钱，用猪肾一个，批开，糁药在内，入盐少许，以线扎定，水煮熟，空心食之。

若隐隐腰痛，以热物熨痛处即少缓，由处卑湿，复为风邪伤足太阳之经，其脉缓涩，白术散[②]主之。

白术散

白术二两　芍药三两　桂去皮　附子炮，去皮脐，锉，各一两

上为细末。温酒调二钱匕，食前服。

若腰痛不能转侧，由劳役动伤经络，或从高堕下，气滞于腰，正气流行，相搏则痛，其脉沉，大小不常，谓之臂腰，趁痛丸主之。

趁痛丸（诸气门见趁痛散）

若腰如锥刀所刺，大便黑色，小便赤黑，此留血滞于腰间，谓之血沥腰痛，其脉涩，当归丸主之。

当归丸

当归锉碎，三两　水蛭好者，炒，三十个　桃仁去皮尖，炒，研，三十个

① 二两：四库本作“三两”。

② 白术散：原作“白术汤”，据四库本改。

上为末，酒糊为丸，如梧桐子大。酒下十粒，未知，加至三十粒。

若腰冷，腹重如带五千钱，如坐于水，由肾经为阴湿所逼，复受风冷，久不治，变成水病，肾著汤主之。

肾著汤

甘草炙[1]　干姜各二两　白茯苓　白术各四两

上为散。每服五钱，水二盏，煎至一盏，去滓，食前温服。

若腰脊不举，由远行劳倦，逢大热而渴，阳气内伐，热舍于肾，水不胜火，则骨枯而髓减，盖阳明并肾，则肾脂枯而宗筋不调[2]，宗筋[3]主束骨而利机关也，是谓骨痿，菟丝子丸、补肾散主之。

菟丝子丸

菟丝子拣净，酒浸透，捣烂，焙，二两　牛膝酒浸，一两　杜仲去粗皮，杵碎，酒拌一宿，炒焦，三两　干地黄焙，二两　萆薢一两

上为细末，炼蜜为丸，如梧桐子大。饮下三十粒，食后服。

补肾散（见前）

若胁痛不得息，痛则咳而汗出，由邪客于足少阳之络，属胆。宜灸足小指次指爪甲上与肉交处七壮，窍阴二穴也。

若臂外臁痛，手不及头，心烦喉痹者，由邪客于手少阳之络，以针刺手大指次指之端去爪甲如韭叶，令血出而止。

若臂痛不能屈伸，此邪客于臂掌之间，取腕踝骨后，以指按之极痛，刺之留二呼，急出针，或灸。

若筋拘挛，背急痛，引胁下，从项推下夹脊，按之应手痛

---

① 炙：原脱，据四库本补入。

② 不调：此二字原脱，据四库本补入。

③ 宗筋：此二字原脱，据四库本补入。

者，于其上灸七壮，未定，加至十四壮。

若痛引小腹，由寒气客于厥阴之脉，或胁肋相引，肾肝脉弦大，久成寒疝，桂枝乌头汤主之。

桂枝乌头汤

桂心三两　芍药三两　乌头炮，去皮脐，二两半　甘草炙，二两

上为散。每服五钱，水二盏，姜五片，枣一枚，同煎至一盏，去滓，入蜜半匙许，再煎一二沸，稍热服。

眩晕

论曰：头眩之状，谓目眩旋转，不能俯仰，头重不能举，目不能开，闭则不能视物，（史氏《指南方》云：观物如反，或如浮水。）或身如在车船上，是谓徇蒙招尤，目瞑耳聋，下实上虚，过在足少阳厥阴，由肝虚血弱，则风邪乃生，盖风气通于肝。又曰，诸风掉眩，皆属于肝。左手关脉虚弦，谓之风眩，香芎散、桃红散主之。

香芎散

芎䓖　独活　旋覆花　藁本去苗　细辛去苗　蔓荆子各一两　石膏研　甘草炙　荆芥穗各半两

上为末。每服五钱[①]，水一盏，姜三片，同煎至七分，去滓温服，不拘时。

桃红散

白附子新罗者　黄丹等份

上同炒，候黄丹深紫色，筛出黄丹不用，只将白附子为末，

① 五钱：四库本作“三钱”。

清茶[1]调下一钱匕。

若头眩，发则欲呕，心下温温，胸中如满，由胸上停痰，胃气不流，盘郁不散，气上腾入脑，脑满则眩，关脉沉弦，或谓之痰眩，旋覆花丸主之。

旋覆花丸（见前热证门）

若但晕而不眩，发则伏地昏昏，食顷乃苏，由荣卫错乱，气血溷浊，阳气逆行。（《指南》云：此由邪客诸气，阴阳持厥[2]，上者不得下，下者不得上，上下相隔，精神散乱。）上下相隔，气复通则苏，脉虚大而涩，谓之气晕，流气饮子、草乌头汤主之。

流气饮子

紫苏叶　青皮　当归洗　芍药　乌药　茯苓　桔梗　半夏汤洗七遍，焙干，为末，姜汁和，阴干　黄芪　枳实麸炒，去瓤　防风各半两　甘草炙　橘皮洗，各三分　木香一分　连皮大腹锉，姜汁浸一宿，焙，一两　川芎三分

上为散。每服五钱，水二盏，生姜三片，枣一个，同煎至一盏，去滓温服。

草乌头汤

草乌头去皮尖，生用　细辛去苗　茶芽等份

上为散。每服五钱，水二盏，煎至一盏，去滓，缓缓服尽。

若但欲上视[3]，目瞑不能开，开而眩，唾出若涕，恶风振寒，由肾气不足，动作劳损，风搏于肺，肾气不足，膀胱不荣于外，故使强上瞑视。因其劳而受风在肺，故唾出若涕而恶风，

---

① 清茶：四库本作“茶清”。
② 持厥：四库本作“特厥”。
③ 上视：四库本作“仰视”。

谓之劳风，芍药黄芪汤主之。

芍药黄芪汤

芍药二两　黄芪三两　川芎二两　乌头炮，去皮，半两

上为散。每服五钱，水二盏，姜三片，枣一个，同煎至一盏，去滓温服。

厥证

论曰：若暴厥，卒然不知人事，身脉皆动，其状如尸，听其耳中，如循啸声，股间暖，由邪气折于手足少阴、太阴、足阳明之络，五络俱竭，肾气微，少精血，奔气促迫，上入胸膈，宗气反聚，血结心下，阳气下堕，阴气卒上而不交，阴阳离居。身温而汗出，气复，反则唇青身冷，此为入脏，即死，谓之尸厥。先以竹管吹左耳，极三度，又吹右耳如前，灸，熨斗熨两胁，以石菖蒲末著舌下及吹鼻中。又刺足大指内侧爪甲去端如韭叶，入一分，留三呼，谓隐白穴也，出之。又刺足心涌泉穴，如上法。又刺足中指爪上，令破，如上法，谓厉兑穴也。又刺手大指内侧去端如韭叶。又刺手心主，谓中冲穴也。又刺掌后锐骨之端，谓神门穴也。又剔取头左角之发，烧灰，酒服方寸匕，不能饮，灌之后，宜[1]太乙神精丹。

太乙神精丹（方缺）

若居常无苦，忽然如死，身不动，默默不知人，目闭不能开，口噤不能语，又或似有知而恶闻人声，或但如眩冒，移时乃寤，此由亡汗过多，血少，气并血中，气血争，阴阳乱，气

① 宜：原脱，据四库本补入。

过血还，则阴阳复通而人乃寤，谓之郁冒血厥，此证多生妇人，男子亦有之，白薇汤、仓公散主之。

白薇汤

白薇一两　当归一两　人参半两　甘草炙，一分[①]

上为散。每服五钱，水二盏，煎至一盏，去滓温服。

仓公散

瓜蒂　藜芦　雄黄研　矾石火煅一伏时，研

上等份为末。以豆许吹鼻内，醒为度。

若卒然昏冒无所知，或妄言语，此由暴惊，心无所倚，神无所归，久不治，阴阳相并，或阴气并阳，阳气并阴，令人九窍闭塞，状类尸厥，菖蒲散主之。

菖蒲散

石菖蒲一两　麝香研，一钱

上为细末。酒调服二钱，或饮亦得。

若忽然瘛疭，瞋目不能语，喉中有声，大便不通，胸满欲呕，或恶人声，闻人声则惕然而惊，或时叫，此得之暴惊，气积而不散，伏痰聚于中脘，湿渍[②]于脾，久而脾气既耗，水气乘之，则风动四末，宜先吐之，以胜金丸，次宜玉壶丸，以大便利即止，有热则脉洪数，此脾郁于心，铁粉丸主之。

胜金丸（方缺）

玉壶丸（方缺）

铁粉丸

铁粉二两　朱砂研，一两　牛黄研　天竺黄研　铅霜研，各半两

---

① 甘草此味药原脱，据四库本补入。

② 渍：四库本作“积”。

天南星炮，一两[1]

上为末，姜汁煮，糊为丸，如梧桐子大。生姜汤下五丸。

若素无疾，而暴得瘛疭，发讫即如常，经隔月日又复如前，由阴阳失其常度，气血相并也，此谓之痫，宜龙齿丸、乌鸦散、独活汤主之。

龙齿丸

牛黄研　麝香研，各半钱　羚羊角镑　龙齿　龙骨　羊齿火煅赤，各一分　硃砂研，半两　蛇退炒　白僵蚕炒，各一分

上为末，炼蜜和丸，如梧桐子大。饮下五丸，临卧服。

乌鸦散

腊月乌鸦一个，去足、嘴、大翅，用麝香一钱填口内，以好纸通裹了，再用盐纸和泥团了，候干，炭火烧，烟尽取出，为末，更入麝香一钱，研和。饮调方寸匕，日二服。

独活汤

独活一两　细辛去苗，一分　僵蚕炒，半两　牡丹皮三分　防己半两　紫菀去苗，一分

上为散。每服五钱，水二盏，煎至一盏，去滓温服。

若病人喜怒不常，独闭户牖而处，恶闻人声者，盖阳气常动，因暴折而难决，肝胆气郁而不伸，故令喜怒，谓之阳厥，宜铁落饮，无食肉，及菖蒲散。

铁落饮（方缺）

菖蒲散（见前）

若言语不避亲疏，或弃衣而走，登高而歌，此思虑用心太过，神散不藏，又或悲哭，忽忽不乐，神有余则笑，为狂，胜

① 炮，一两：此三字原脱，据四库本补入。

金丸主之。神不足则悲，露朱丹主之。

胜金丸（方缺）

露朱丹

好朱砂碎，一两

上用真琉璃器盛之，露四十九夜，阴雨不算数。研细，入牛黄半钱，研和，滴熟蜜珠子，丸如梧桐子大。空心，人参汤下一粒。

若肿首，头重足不能行，发则眩仆，此太阳厥也，乌头汤主之。

乌头汤（见前眩晕门）

若喜怒嗌痛，不肉食，气奔走上，刺足下中央之脉，血出而止。

痰饮

论曰：若咽中如炙肉脔，咽之不下，吐之不出，由胃寒乘肺，肺胃寒，则津液聚而成痰，致肺管不利，气与痰相搏，其脉涩，半夏厚朴汤主之。

半夏厚朴汤

半夏汤洗七遍，五两　厚朴去皮，姜汁涂，炙，三两　茯苓　紫苏叶各二两

上为散。每服五钱，水二盏，生姜十片，同煎至一盏，去滓，食前[1]温服。

若心下盘旋，欲吐不吐，由饮癖停留不散，枳术汤主之。

---

① 前：原脱，据四库本补入。

枳术汤

白术四两　枳实麸炒，去瓤，二两

上为散。每服五钱，水二盏，煎至一盏，去滓，食前温服。

若腹满，按之没指，随手而起，余与正水皆同，但四肢聂聂动，其脉亦浮，由肺气久虚，为风邪所客，气不得运，百脉闭塞，气结阴聚成水，谓之皮水，亦宜发汗，先以防己汤，次以大豆散。

防己汤

防己三两　人参四两　桂心二两　茯苓四两

上为散。每服五钱，水二盏，煎至一盏，去滓温服。

大豆散（方缺）

若咳嗽，喘不得卧，面浮肿，脉弦急或迟，由肺胃停寒，水聚成饮，支乘于心，气不得下，谓之支饮。宜先用十枣汤泻之，后宜防己汤主之。

十枣汤

芫花炒黑　甘遂　大戟各等份　大枣十枚

上先煮枣，去滓，内前药末。强人服一钱，虚人服五分。若病不除，再服。得快下为度，后以糜粥自养。

防己汤（见前）

消证

论曰：消渴之病，其来有二，或少服五石汤丸，恣欲不节，不待年高气血衰耗，石性独存，火烈焦槁，精血涸竭，其状渴而肌肉消。又有积久饮酒，酒性酷热，熏蒸五脏，津液枯燥而血涩，其状渴而肉不消。如解五石毒者，宜罂粟汤。欲止渴者，宜菟丝子丸。大渴而加烦热者，宜马通散、栝楼粉。

罂粟汤（见前痹证门）

菟丝子丸

菟丝子不计多少，拣净，水淘，酒浸三宿

上控干，乘润捣，罗为散，焙干，再为细末，炼蜜和丸，如梧桐子大。食前饮下五十粒，一日二三服，或作散，饮调下三钱。《琐碎录》云：用酒浸，晒于日中，三两日一换酒，用时洗去酒，浓煎汤饮。

马通散（方缺）

栝楼粉（方缺）

若其人素渴引水，一旦不饮不渴，小便日夜数十行，气乏肉消脱，此消中，肾气败也，茱萸丸主之。

茱萸丸

苁蓉洗，切，酒浸，焙　五味子炒　山茱萸　干山药等份

上为末，酒糊为丸，如梧桐子大。饮下三十粒，空心服。

疸病

论曰：黄疸之病，皆属于脾，脾属土而色黄，恶湿，湿胜则土气不行而郁，故发则真色见。盖黄疸本得之湿，瘀热在里，湿热相搏，身必发黄。若先有留热，而后为湿气所加，则热多而湿少，治之先导其热。若先为湿气所乘，而后有热，则湿多而热少，治之先去其湿，去其湿，则热从而去。亦有因冷痞结，阴加于阳，上下气不通而脾气不行，则阴气郁而生湿，其状胸中痞，呕逆，时恶寒，当先除痞，利其小便，则湿自去。脉洪大，大便利，加渴者死。脉微小，小便不利，不渴则生。若病

人一身悉黄，四肢微肿，胸满不得卧，汗出如黄柏汁，此由大汗出，卒入水中所致，苦酒汤主之。

苦酒汤

黄芪五两　芍药　桂心取心，各三两

上为散。每服五钱，水二盏半[①]，苦酒半盏，同煎至一盏，去滓温服。

若因他病未除，忽然一身面目悉黄如橘，瘀热在里也，或因大热以冷水洗之，湿热相搏，熏蒸肌肉，谓之黄疸，柏皮汤主之，茵陈五苓散主之。

柏皮汤

黄柏　黄连　黄芩各等份

上为散。每服五钱，水二盏[②]，煎至一盏，去滓温服。

茵陈五苓散

茵陈一两　猪苓　茯苓　白术炒，各十八铢　泽泻一两半　桂心半两

上为散。每服五钱，水一盏半，煎至一盏，去滓温服。

若心下懊痛，足膝胫满，小便黄，面发赤斑，由大醉当风入水，湿加于热，内蒸脾气，谓之酒疸。治属饮家，茯苓半夏汤主之。

茯苓半夏汤

茯苓四两　半夏汤洗七遍，二钱半　旋覆花三钱　甘遂锉末，炒，一钱

上㕮咀，水二盏，煎至一盏，去滓，将甘遂末分二服，用药汁半盏调服，以利为度。

① 二盏半：四库本作“一盏半”。
② 二盏：四库本作“一盏半”。

若脉浮，腹满欲呕吐者，先吐之，瓜蒂散主之。脉沉，腹满，大便秘，先利之，大黄丸主之。

瓜蒂散

瓜蒂　赤小豆　秫米等份

上为细末。粥饮调方寸匕，以吐为度。

大黄丸

大黄煨　葶苈各等份

上为细末，炼蜜和丸，如梧桐子大。蜜汤下十粒，以利为度。

卷 四

咳嗽

论曰：古书有咳而无嗽，后人以咳嗽兼言之者，盖其声响亮[①]。不因痰涎而发谓之咳，痰涎上下随声而发谓之嗽，如水之漱荡，能漱其气也。诸咳之原，其来虽各不同，其气必至于肺而后发。若非其时感邪而发咳者，固因脏气虚弱，抑或五行之气，内相克制。病作即治，无使传注，不即治之，传注他脏，遂至不起。然有因寒者，因风者，因热者。风寒从外至，热则从内起。风寒则诸经自受其邪，热则脏腑熏蒸，乘而为病，风则散之，寒则温之，热则调之、泻之。因风者恶风，出风中则咳甚；因寒者，遇寒则剧；因热者，得热则发。若因外感风寒，不即治之，邪气留淫日深，攻伤脏气，一脏受极，遂传其所不胜。如肺经受病，久而不去，咳则右胁痛，不可转侧，遂传之肝。肝属木，肺属金，金克木，咳引左胁，不可卧，卧则咳剧，遂传之脾。脾，土也，为木来克，则大便鸭溏，甚则瘛疭如痫状，次传之肾。肾属水，为土所克则骨痿，不能起于床，手足

① 亮：原作“毫”，据四库本改。

浮肿，次传之心则死。若因脏气自相熏蒸，如心乘于肺，急补肺而泻心，补肺宜辛甘，泻心宜苦。若脾热薰肺，但泻其脾，治以甘平，调肺以辛温，谓之间传，学宜知此。

若肺咳，恶风，脉浮，小青龙汤主之。恶寒，脉紧，杏子汤主之。微弱者，钟乳丸主之。恶热喉[①]燥，脉数甚则咯血，天门冬汤、杏子汤主之。孙氏《仁存活法秘方》云[②]：肺咳之状，喘息有音，甚则咯血。

小青龙汤（见前寒证门）

杏子汤

杏仁去皮尖　干姜　细辛去苗　甘草炙，各半两　五味子　桂心各一两

上为散。每服五钱，水二盏，枣一个，同煎至一盏，去滓温服。痰多者，加半夏半两，汤洗七遍。

钟乳丸

钟乳银石器内煮一伏时，研一伏时，一两　紫菀去苗及枯燥者，半两　桑白皮锉，微炒，一分　款冬花　黄芪各半两

上为细末，炼蜜和丸，如梧桐子大。饮下三十丸，食前服。

天门冬汤

天门冬去心　紫菀去苗及枯燥者，焙　知母焙，各一两　桑白皮　五味子　桔梗各半两

上为散。每服五钱，水二盏，煎至一盏，去滓温服。咳血者，阿胶半两，炒燥。大便涩而喘，加葶苈半两。

若心咳，脉浮，恶风，桂心汤主之。恶寒，时口噤，脉紧大，附子细辛汤主之。恶热，脉疾，小便赤涩，茯苓汤主之。

---

① 喉：四库本作“咽”。

② 云：原脱，据四库本补入。

桂心汤 孙氏《仁存活法秘方》云：心咳之状，上引心痛，喉介介然如梗，甚则咽喉肿痛，脉浮，恶风，宜桂心汤。

人参 桂取心 白茯苓各一两 麻黄 贝母炒，各半两 远志去心 甘草炙，各一分

上为散。每服五钱，水二盏，煎至一盏，去滓温服。

附子细辛汤

附子炮，去皮脐 细辛去苗，各半两 人参 菖蒲各一两 甘草炙，半两 五味子二两

上为散。每服五钱，水二盏，煎至一盏，去滓温服。

茯苓汤

茯苓 麦门冬去心 黄芩各一两 秦艽去土 柴胡去苗，各半两 杏仁去皮尖，一分

上为散。每服五钱，水二盏，煎至一盏，去滓温服。

若肝咳，恶风，脉浮弦，射干汤主之。孙氏《仁存活法秘方》云：肝咳之状，咳则两胁痛，甚则不可转侧，转侧两胁下满。

恶寒，脉弦紧，五味子煎主之。恶热[①]脉疾，目赤头眩，百部丸主之。

射干汤

射干 麻黄去根节，各半两 五味子 半夏汤洗七遍，各一两 款冬花二两 甘草炙，半两[②]

上为散。每服五钱，水二盏，姜五片，同煎至一盏，去滓温服。

① 热：原作“痛”，据四库本改。

② 甘草此味药原脱，据四库本补入。

五味子煎

五味子五两　桂取心，一两　川乌头炮，去皮脐，一两

上为末，水五升，煎至一升，绞取汁，用好蜜二两，再熬成膏。温酒化弹子大，食前服。

百部丸

百部为细末，八两　生地黄五斤，取汁，熬成膏

上将地黄膏和百部为丸，如梧桐子大。饮下三十粒，食后服。

若脾咳，恶风，脉浮缓，麻黄厚朴汤主之。孙氏《仁存活法秘方》云：脾咳之状，咳则右胁下痛引肩背，痛甚则不可以动，动则咳剧。

口中如含霜雪，中脘隐隐冷，恶寒，脉紧弱，温中丸主之。大便坚，从腹上至头发热，脉疾，茯苓丸主之。

麻黄厚朴汤

厚朴去皮，姜汁涂，炙　麻黄去根节　杏仁去皮尖　橘皮洗，各一两　甘草炙　半夏汤洗七遍，各半两

上为散。每服五钱，水二盏，姜五片，同煎至一盏，去滓温服。

温中丸

干姜　半夏汤洗七遍，各一两　白术二两　细辛去苗　胡椒各半两

上为细末，炼蜜和丸，如梧桐子大。米饮下三十粒，食前服。

茯苓丸

茯苓　黄芩各一两　五味子半两　半夏汤洗七遍，切，姜汁浸，焙，三分　橘皮洗，一两　桔梗半两

上为细末，炼蜜和丸，如梧桐子大。米饮下三十粒，食

后服。

若肾咳，恶风，脉浮，白前汤主之。孙氏《仁存活法秘方》云：肾咳之状，则腰背相引疼痛。

恶寒，唾冷沫，小便数，脉紧，椒红丸主之。恶热，骨间烦疼，地骨皮汤主之。

白前汤

白前　细辛去苗　川芎　五味子各一两　麻黄去根节　芍药　桂取心，各半两

上为散。每服五钱，水二盏，煎至一盏，去滓温服。

椒红丸

椒去目，炒出汗，半两　款冬花　紫菀去苗及枯燥者　干姜各一[1]两　矾石火煅一伏时　附子炮，去皮脐　细辛去苗　皂荚去子，酥炙，各半两

上为细末，炼蜜和丸，如梧桐子大。米饮下三十粒，食前服。

地骨皮汤

地骨皮　百部各二两　芍药　赤茯苓各一两

上为散。每服五钱，水二盏，竹叶十片，同煎至一盏，去滓，食后温服。

若颧骨赤，大如钱，日晡发热者死。若潮热有时，五心烦热，搏于荣卫，不咳者易治，脉促涩者难治，青蒿煎、柴胡芍药汤主之。

青蒿煎

青蒿汁，一升　人参　麦门冬去心，各一两

上将二味为末，用青蒿汁同熬成膏，丸如梧桐子大。饮下

---

① 一：原脱，据四库本补入。

二十粒，食后服。

柴胡芍药汤

柴胡去苗　芍药各一两　地骨皮　石膏各半两

上为散。每服五钱，水二盏，小麦五十粒，同煎至一盏，去滓，食后温服。

若但嗜卧，饮食不荣肌肤，或不能食，心腹虚胀，滑泄，背膂牵急，劳倦不能动止，或因大病后、或因下利后不复常，得之于脾。脉弦大甚者不治，四肢煎厥，亦谓之肉极，炙肝散、白术丸主之。

炙肝散（见前气证门）

白术丸

白术　橘皮洗，各一两　厚朴去皮，姜汁涂，炙焦　人参各半两

上为细末，炼蜜和丸，如梧桐子大。米饮下三十丸。

若咳嗽如脓涕，或微喘急，短气，胁下痛，皮肤干燥，动则咳极，由形寒饮冷，伤于肺经，久嗽不已则肺枯燥，令人先寒后热，脉弱者可治，或紧或弦者不可治。

喘证

论曰：凡人一呼一吸谓之息，呼出心[①]肺，吸入肾肝，呼吸之间，脾受其气，则荣卫行阳二十五度，行阴亦二十五度，而周身之气，无过不及。若藏气乘并，则荣卫不能循常，气过周身失度，不能随阴阳出入以成息，故促迫而喘，诸气并上于肺，肺管隘，则气争而喘也。其始或因坠堕恐惧，恐则精却，

① 心：四库本作“口”。

精却则上焦闭而气不行，气不行则留于肝，肝乘于肺，此喘出于肝也。或因惊恐，惊则[1]心无所倚，神无所归，气乱而气乘于肺，此喘出于心也。或因渡水跌仆，肾气暴伤肾气乘肺，此喘出于肾也。或因饱食过伤，动作用力，谷气不流行，脾气逆而乘肺，此喘出于脾也，团参散主之。

若喘而发热，颈脉皆动，日渐瘦削，由客热乘肺，或因饮食失宜，气不转而气急，误服热药，火气熏肺而遂喘，颊赤咽燥，其脉细数，治属骨蒸，小建中汤、天门冬汤主之。

团参散

人参一两　桑白皮锉，炒，二两　大腹皮锉，炒，一两　麦门冬去心，一两　橘皮洗，一两　吴茱萸炒　槟榔锉，炒　芫花炒　附子炮，去皮脐　泽泻各半两　半夏曲一两　诃子炮，去核，半两　杏仁去皮尖，研　桂心各一两　枳实麸炒，去瓤，半两　白术半两

上为细末，姜汁煮，糊为丸，如梧桐子大。米饮下二十粒，食前服。

小建中汤

芍药六两　桂心三两　甘草炙，二两

上为散。每服五钱，水二盏，生姜三片，枣二个[2]，同煎至一盏，去滓温服。

天门冬汤

天门冬去心，一两　马兜铃　百部各半两

上为散。每服五钱，水二盏，煎至一盏，去滓温服。

若喘嗽时血出，四肢懈怠，脉浮大而沉，由肾气上并于胃，气道壅塞，血无所行而散溢于脾，精不化，上不胜下，脾之络

---

① 则：原作“心”，据四库本改。

② 二个：四库本作“一个”。

脉外绝，去胃外[1]归阳明，白术丸主之。

白术丸

麦门冬去心　人参　茯苓　白术　泽泻　生地黄焙　大豆卷各一两　桑白皮炒，二两

上为细末，炼蜜和丸，如梧桐子大。米饮下三十粒，食前服。

若病人不卧，卧而有所不安则喘者，脏有所伤，精有所寄，故不得卧而喘，肺气盛，脉满大也，牡蛎散主之。

牡蛎散

用左顾牡蛎，文片色白正者二两，先杵为粗末，以干锅子盛，火烧通赤，放冷，研为细末。每服一钱，浓煎鲫鱼汤调下，不拘时。鲫鱼重四两者一个，去鳞、肚，浓煎，煎时不许动。

若咳嗽，咳[2]逆倚息，喘急鼻张，其人不得仰，咽中作水鸡声，时发时止，由惊忧之气蓄而不散，肺气郁，或因过饱劳伤，气上行而不能出于肺，复遇寒邪，肺寒则诸气收聚，气缓则息，有所触则发，经久则不能治，杏子散主之，及灸肾腧百壮。

杏子散

杏仁去皮尖，麸炒黄色，研成膏　麻黄为末，等份

上研和。煎橘皮汤，调二钱匕。

玉液散

人参　川芎　茯苓　桂心各一两　马兜铃半两　知母　贝母炒　杏仁去皮尖　葶苈炒　半夏曲各一两　柴胡去净苗，一两　石膏炒，

---

① 外：四库本无此字。

② 咳：原脱，据四库本补入。

研　诃子炮，去核[1]，各二两　橘皮洗，一两半　麻黄去根节，一两　白术一两半　甘草炙　羌活各半两

上为细末。每服三钱，水一盏半，生姜三片，枣一个，煎至一盏，去滓，食前温服。

若喘息肺鸣而痿蹶，由有所失亡，所求不得，气郁而肺热，叶焦上举，是谓肺痿，阿胶丸主之。

阿胶丸

天门冬去心　桔梗　生干地黄焙　阿胶锉，炒燥　桑白皮锉，炒　麦冬去心　柏子仁炒，研，各半两　甘草炙，一分

上为末，炼蜜和丸，如弹子大。每服一丸，水一盏，煎至七分，食后温服。

呕吐

论曰：呕吐者，由清浊不分，中焦气痞。若心下牢大如杯，或时寒时热，朝食则暮吐，暮食则朝吐，关脉弦紧，弦则为虚，紧则为寒，虚寒相搏，此名为格，与关格同也，是谓反胃，青金丹、朴附丸主之。

青金丹

硫黄　水银　木香末

上将硫黄、水银二味同研，令不见水银星子为度，合木香再研，用生姜汁煮，糊为丸，如梧桐子大。米饮下三粒，食后服[2]。

---

① 去核：此二字原脱，据四库本补入。

② 食后服：四库本作“食前服”。

朴附丸

厚朴去皮，锉作小块子　附子炮，去皮脐，锉作小块子，各一两　生姜去皮取汁，八两

上将二味，以姜汁同煮，尽汁为度，焙干为末，酒煮和丸，如梧桐子大。米饮下三粒，食前服。

若心中[①]温温，常欲呕，闻食吐酸，由宿寒在胃，不能运水谷，中脘成痰，其关弦，脉小而短，白术丸、大半夏汤主之。

白术丸　史氏[②]《指南方》无橘皮。

白术三两　半夏汤洗七遍，二两　橘皮洗　干姜各三两　丁香一两

上为细末，姜汁煮，糊为丸，如梧桐子大。姜汤下三十丸，食前服。

大半夏汤

半夏一升　人参一两　白蜜

上为末。每服三钱，水一盏，煎至半盏，加白蜜少许，食前服。

若心上汪洋嘈烦，头目时痛，胸中不利，或呕胆汁，大便或利或秘，喜渴，此中脘伏痰，旋覆花[③]丸主之。

旋覆花丸（见前热证门）

若心下虚满，不入饮食，时时欲呕，呕无所出，惙惙短气，由他病瘥后，复为寒邪伤气，气寒则不能食，胃无谷气以养，其脉微弱，大藿香散主之。

大藿香散

藿香叶　人参　茯苓　桔梗　木香　桂取心　白术各半两

---

① 心中：四库本作“心下”。

② 史氏：四库本作“史载”。

③ 花：原脱，据四库本补入。

半夏汤洗七遍，为末，半两，姜汁和成饼子，阴干　枇杷叶刷去毛，十片

上为末。每服三大钱，水一盏，炒姜丝一分，与药同煎至七分，去滓，食前温服。刘孟容《琐碎录》名藿香汤。

若心下烦，不喜热物，得热即呕，喜渴，由胃受邪热，胃热则气浊，阴阳浑乱，其脉虚数，或细而疾，竹茹汤主之。

竹茹汤

竹茹　橘皮　甘草　半夏　赤茯苓　麦冬　人参　枇杷叶

上加姜枣煎，胃寒去竹茹、麦冬，加丁香，实火去人参。

若心下闷乱，呕吐不止，卧起不安，手足躁扰，水浆不下，由冷热不和，邪正相干，清浊不分，阴阳错乱，喜冷者因热，恶冷者因寒，名曰霍乱。其脉弦大者，寒也，大理中汤、半硫丸主之。其脉数疾者，热也，小藿香散、青金散主之。

大理中汤（方缺）

半硫丸

半夏汤洗七遍，焙，为末　硫黄研，等份[1]

上研细，生姜汁煮，糊为丸，如梧桐子大[2]，米饮下三十丸。

小藿香散

丁香　枇杷叶去毛　干葛　赤茯苓　藿香叶　甘草炙，等份[3]

上为末。每服三钱，水一盏，生姜三片，同煎至一盏，去滓温服。

青金散（方缺）

若卒然呕吐，胸中痞闷，气不下行，由饮食过伤，胃气滞而不转，胃中为浊，逆行则吐，其脉沉疾，金汁丸主之。

---

① 研，等份：此三字原脱，据四库本补入。

② 如梧桐子大：此五字原脱，据四库本补入。

③ 炙，等份：此三字原脱，据四库本补入。

金汁丸（方缺）

若痛而呕者，此寒气客于肠胃，肠胃得寒则聚沫，聚沫则痛，痛则气逆，逆则津液反出而呕，其脉紧细而滑，粳米汤主之。

粳米汤

附子炮，去皮脐，切片子，半两　半夏汤浸七遍，切片子，二两半　甘草炙，锉碎，一两　陈粳米二两半

上拌和，分作十二服。每服用水三盏，姜十片，同煎至一盏，去滓温服。

若因呕而哕者，吴茱萸丸主之。

吴茱萸丸

吴茱萸炒，一两　橘皮洗，二两　附子炮，去皮脐，半两

上为细末，白面糊为丸，如梧桐子大。饮下二十粒，食前服。

小便附大便

论曰：小肠为受盛之腑，传导水液，若始觉小便微涩赤黄，渐渐不通，小腹膨脝，由心经蕴热，传于小肠，小肠热，则渗于脬中，脬辟而系转，诊心脉大而牢，用蒻叶散或石韦汤主之。

蒻叶散

裹茶蒻叶烧灰，一[1]两　滑石研，半两

上为细末，沸汤浸服。或小便暴不通，点好茶一杯，入生油三两，点饮之。

---

① 一：原脱，据四库本补入。

石韦汤

石韦去毛，锉　车前子锉，车前叶亦可，等份

上浓煮汁饮之。若腹胀，溺溲不得，好卧屈膝，阴缩肿，此厥阴之厥，加赤茯苓、黄芩，分[1]两如前。

若卒暴小便不通，脐腹膨急，气上冲心，闷绝欲死，由忍尿劳役，或从惊恐，气无所伸，乘并膀胱，气冲脬系不正。诊其脉，右手急大，葱白汤主之。

葱白汤

橘皮洗，切，三两　葵子一两　葱白切，三茎

上以水五升，煮取二升，分三服。

固脬丸

茴香炒，一两　桑螵蛸炒，半两　菟丝子拣净，酒浸一宿，乘润捣烂，焙干，二两　戎盐炒，一分　附子炮，去皮脐，半两

上为细末，煮，糊为丸，如梧桐子大。饮下三十粒，空心服。

若小便纯血，血下则凝，亦无痛处，慑慑短气，由阳气不固，阴无所守，五液注下。其脉散涩欲绝而身冷者死，苁蓉丸主之。

苁蓉丸　史载之《指南方》：治虚劳溺血，加桑螵蛸半两，炙焦，酒糊为丸，盐汤下。

菟丝子拣净，酒浸一宿，乘润捣烂，再焙　肉苁蓉洗，切，焙　鹿茸去毛，截片，酥炙　干地黄等份

上为细末，煮糊为丸，如梧桐子大。米饮下三十粒，空心服。

若大肠为传导之官，变化出焉。如大便不通者，津液燥也。

---

① 分：原作“八”，据四库本改。

慎无以烈药，宜紫苏丸主之。

紫苏丸

紫苏子去皮，研　橘皮洗，各二两　知母一两

上为末，用生姜汁调成稀膏，于重汤上煮，不住手搅，候可，丸如梧桐子大。蜜汤下三十粒。

妇人科

四物加桂汤　治忽然寒热。

川芎　当归洗，焙　芍药　地黄焙　桂心等份

上为散。每服五钱，水二盏，煎至一盏，去滓温服。史载之《指南方》内无川芎。

葶苈丸　治先因小便不利，后身面浮肿，致经血不行，此水乘于血，名曰水分。

甜葶苈炒　续随子去皮，研，各半两　干笋一两

上为细末，熟枣肉和丸，如梧桐子大。煎扁竹汤下七粒。如大便利者，减葶苈、续随子各一分，加白术半两，食后服。

牡丹丸　治经候时行时止，或淋漓不断，腹中时痛，其脉沉涩，由寒热邪气客于胞中，留而为血滞，当有所去乃愈。

大黄蒸　附子炮，去皮脐　茯苓　牡蒙　牡丹皮　桔梗各二两　芎䓖　人参　厚朴去皮，姜汁涂，炙　当归洗[1]，焙，各半两　甜葶苈炒，各二两　椒去目，炒出汗，半两　虻虫去头、足、翅，五十个　吴茱萸炒　柴胡去苗　干姜　桂去心，各半两　细辛去苗，一[2]两半

上为细末，炼蜜和丸，如梧桐子大。酒下十粒，未知，加

① 洗：原脱，据四库本补入。

② 一：原脱，据四库本补入。

至二十粒，食后服。

小蓟汤 治经候过多，遂至崩漏，色鲜明如水下，得温则烦，至于昏闷，其脉数疾微小为顺，大者逆，由阴虚阳搏，为热所乘，伤于冲任，血得热则流散，冲任不能收也。

小蓟茎叶洗、切、研，取汁一盏 生地黄汁一盏 白术细锉，半两

上以水一盏同煎。取一半，去滓，分二服。

人参白术散 治妇人经候不来，身如病而无病，脉滑大而六位俱匀，谓之阴搏阳，有子也。精神如故，恶闻食臭，但嗜一物，或大吐，时吐清水，此名恶阻，慎毋作他病治之。

白术一两 人参半两 丁香 甘草炙，各一分

上为末。每服三钱，水一盏，生姜三片，同煎至七分，去滓，食前温服。

秦艽散 治胎动不安。

秦艽 阿胶炒 艾叶等份

上为散。每服五钱，水二盏，糯米百粒，同煎至一盏，去滓温服。

白术散 治妊娠面目肿如水状。

橘皮洗 大腹皮 茯苓 生姜各半两 白术一两

上为末。饮调方寸匕，食前服。

兔血散 治难产最要，临产服之。

腊兔血

上用蒸饼，切片子，蘸血阴干，为末。煎乳香汤，调服二钱。

半夏散 治胎死腹中，其母面赤舌青者是。

半夏汤洗七遍，薄切片，姜汁浸三日，炒干

上为末。温酒调下一钱。不能酒，用汤。亦治横生逆产。

桃仁汤 治恶露顿绝或渐少，腰重痛下注，两股刺痛如锥刀刺，此留血于经络，不即通之，大有痛处必作痈肿。

苏木 地黄 桃仁去皮尖，炒，各半两 虻虫去头、足、翅，炒 水蛭炒，各三十枚

上为散。每服五钱，水二盏，煎至一盏，去滓温服，恶露行，即住服。

五香汤 治同前。

木香 丁香 沉香 乳香 麝香 升麻 独活 连翘 木通各二两 大黄一两 桑寄生[①]二两[②]

上为散。每服五钱，水二盏，煎至一盏，去滓，食后[③]温服。

没药丸 治恶露方行，忽然断绝，骤作寒热，脐腹大痛，胸中[④]如以针刺，此大有蓄血留于经络。

当归焙，一两 桂心 芍药各半两 没药一分 桃仁去皮尖，炒，研[⑤]，一分 虻虫去头、足、翅，炒 水蛭炒，各三十枚

上为细末，醋糊丸，如梧桐子大。醋汤下三丸。

皂角散 治乳妇吹奶，由哺儿时，鼻气冲乳孔[⑥]中，忽然肿硬痛急，用[⑦]手揉，服皂角散、栝楼散及敷药。不即治之，结痈脓，能杀人。

皂角烧，细研 蛤粉研，等份

---

① 生：原脱，据四库本补入。
② 二两：此二字原脱，据四库本补入。
③ 食后：四库本作“食前”。
④ 胸中：四库本作“百脉中”。
⑤ 研：原脱，据四库本补入。
⑥ 孔：原脱，据四库本补入。
⑦ 用：原脱，据四库本补入。

上研细，热酒调一匙[1]或半钱，急以手揉之，取软为度。

瓜子汤 治肠头如以针刺，连谷道。又因痔痛，小便如淋状，时寒时热，此由产时用力，气并肠间。亦由阴虚，邪热乘客留聚，肠间热结，恐成肠痈。袁当时《大方》云：崔左丞屡用有效。

薏苡仁炒，四两 桃仁去皮尖 牡丹皮各三两 瓜子一两

上为末。每服五钱，水二盏，煎至一盏，去滓温服。

① 一匙：四库本作“一字”。